Mosaik
bei GOLDMANN

Buch

Steffi Graf und Prof. Karlheinz Schmidt beschreiben in ihrem Buch, wie man seine Fähigkeiten in Beruf, Privatleben und Sport optimal einsetzt und wie mit der persönlichen Topform auf Dauer richtig und verantwortungsbewusst umzugehen ist. Vier Faktoren führen zu diesem Ziel: körperliche Fitness, Offenheit für den Erfolg, Neuausrichtung des Innenlebens und erfolgreiches Handeln. Die Autoren helfen dem Leser, aus dem großen Angebot an Sportarten, Fitness- und Ernährungsprogrammen das Richtige auszuwählen, und zeigen, wie man sich selbst organisiert, mit anderen wirkungsvoll kommuniziert und mehr Dynamik und Selbstbewusstsein entwickelt. So wird Erfolg in allen Lebensbereichen machbar.

Autoren

Stefanie Graf gehört zu den besten Tennisspielerinnen aller Zeiten. Sie gewann über 20 Grand-Slam-Turniere, errang über 100 Turniersiege und stand 377 Wochen lang an Nummer 1 der Tennis-Weltrangliste. Zu den Höhepunkten ihrer Karriere zählt der »Golden Slam« und der Gewinn der Goldmedaille bei den Olympischen Spielen in Seoul.

Karlheinz Schmidt, Doktor der Medizin und der Naturwissenschaften, ist Facharzt für Labormedizin und Professor für experimentelle Medizin an der Eberhard-Karls-Universität in Tübingen. Sein Forschungsschwerpunkt ist die Ernährungs- und Präventivmedizin.

STEFANIE GRAF
PROF. DR. DR. KARLHEINZ SCHMIDT

Mein mentales Fitness- programm

So kommen Sie in Topform

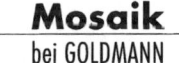

Mosaik
bei GOLDMANN

Soziale Kompetenz ist ein wesentliches Kriterium im Erfolgsdenken.
Stefanie Graf unterstützt mit der von ihr gegründeten Stiftung
»Children for Tomorrow« krisentraumatisierte Kinder, um ihnen
Entwicklungschancen zu geben.
Informationen zur Stiftungsarbeit sind verfügbar unter:
http://www.steffi-graf.com

Umwelthinweis:
Alle bedruckten Materialien dieses Taschenbuches
sind chlorfrei und umweltschonend.

Genehmigte Taschenbuchausgabe Dezember 2000
Wilhelm Goldmann Verlag, München
in der Verlagsgruppe Bertelsmann GmbH
© 1999 by Midena Verlag
in der Weltbild Ratgeber Verlage GmbH & Co. KG, München
Originaltitel: Wege zum Erfolg
Umschlaggestaltung: Design Team München
unter Verwendung folgender Fotos:
Umschlag vorne: Steffi Graf Sport GmbH
Umschlag hinten: Privatbesitz Professor Schmidt
Umschlaginnenseiten: Steffi Graf Sport GmbH
Satz: Barbara Rabus, Sonthofen
Druck: Elsnerdruck, Berlin
Verlagsnummer: 16315
Kö · Herstellung: Max Widmaier
Made in Germany
ISBN 3-442-16315-3
www.goldmann-verlag.de

1 3 5 7 9 10 8 6 4 2

Inhalt

Offen für den Erfolg 94

Liebe Leserinnen und Leser,

auf der Suche nach Erfolg sind wir uns alle ziemlich ähnlich, denn kaum jemand wird gerne Misserfolge haben wollen – das ist wohl einfach gegen die menschliche Natur. Es ist ja nur verständlich, wenn man versucht, selbst gesteckte Ziele auch zu erreichen. Diese eigenen Zielsetzungen geben eine Richtung vor, in die sich das Leben dann wie von selbst entwickelt. Damit gewinnen wir eine Orientierung für unser tägliches Handeln, und dadurch entsteht zunehmend Ordnung in unserem Leben und im Zusammenleben mit anderen. Für mich ist die wichtigste Voraussetzung für Erfolg, sich ein Ziel zu setzen und dieses konsequent zu verfolgen. Natürlich ist das von Mensch zu Mensch verschieden, aber wer häufig seine Linie verlässt, wird damit auch leicht sein Ziel aus den Augen verlieren.

Wie also hat man Erfolg? Gibt es irgendwelche geheimen Rezepte? Diese Fragen sind mir in der Vergangenheit so oft gestellt worden, dass ich gerne versuchen werde, sie alle für Sie, liebe Leser, in diesem Buch zu beantworten.

Natürlich werden Sie sich denken können, dass ein Teil meiner Erfolge auf dem Training meiner körperlichen Fähigkeiten basiert. Für einen Hochleistungssportler ist dies ohnehin eine Grundvoraussetzung, aber auch in anderen Berufen ist ein gewisses Maß an körperlicher Fitness unerlässlich.

Eine ebenso wichtige und unerlässliche Basis für Erfolg ist die Arbeit am eigenen Verhalten. Je disziplinierter, dynamischer und zielstrebiger Sie arbeiten, desto leichter wird es Ihnen fallen, erfolgreich zu sein. Zusammen mit Professor Schmidt habe ich versucht, in dieses Buch meine Erfahrungen im Umgang mit Erfolg und Misserfolg einzubringen, und hoffe, dass Sie alle persönlich davon profitieren können.

Ihre
Stefanie Graf

Was ist eigentlich Erfolg?

Erfolg ist ein großes Wort, und meist denken wir dabei unwillkürlich an außergewöhnliche Persönlichkeiten, an bedeutende Unternehmungen der Menschheit, an große Institutionen, Firmen und Organisationen. Und doch: Wir sprechen von einem Abendessen, das ein voller Erfolg war, von der erfolgreich bestandenen Prüfung – kann nicht jeder von uns in seinem Leben auf eine Reihe von Erfolgen und Misserfolgen zurückblicken?

Wir wollen Ihnen in diesem Buch zeigen, dass Erfolg nicht angeboren ist, sondern dass in jedem von uns etwas angelegt ist, das man mit der richtigen mentalen Einstellung gezielt entwickeln kann – unser Erfolgspotenzial.

Wir werden Ihnen sagen, wie Sie Erfolg erlangen und mit ihm richtig umgehen lernen. Denn Erfolg bleibt nie unbemerkt. Er hat immer eine materielle, eine geistige, eine soziale, letztlich sogar eine politische Dimension. Und Erfolg stellt nicht zuletzt unser eigenes Gefühl für Ethik auf die Probe.

Wenn Sie dauerhaft Erfolg haben wollen, müssen Sie nicht nur an sich arbeiten, Sie müssen auch lernen, ein komplexes Gefüge zu lenken, zu dem Entwicklung und Dynamik ebenso natürlich gehören wie das Annehmen von Herausforderungen und der anschließende Wettbewerb.

In diesem Buch beantworten wir die wichtigsten der Fragen, die Sie sich auf Ihrem Weg bis zum erfolgreichen Abschluss Ihrer Aufgabe stellen werden. Und wenn nicht gleich alles so klappt, wie Sie es sich wünschen, denken Sie an den vielleicht erfolgreichsten Unternehmer aller Zeiten, Bill Gates, der gesagt hat: »Erfolg ist ein schlechter Lehrmeister, denn er lässt einen denken, man könne nie verlieren.« Der Weg zum Erfolg ist mit Misserfolgen gepflastert, aus denen erfolgreich gelernt wurde!

Ihr
Professor Karlheinz Schmidt

Unser Ziel: Erfolgreich sein

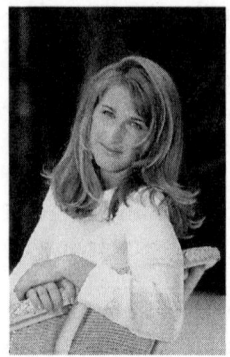

»Auch mir sind die Erfolge nicht in den Schoß gefallen. Selbst wenn man selbst sehr viel Talent mitbringt, muss man sich den Erfolg erarbeiten. Erfolge sind immer auch das Ergebnis einer Entwicklung; sie sind nicht einfach da. Ich erinnere mich noch sehr gut an meine ersten ›Gehversuche‹ als Tennisspielerin, als ich im Wohnzimmer den Ball über die Lehnen von zwei zusammengestellten Stühlen gespielt habe. Da ging es noch nicht um die großen Erfolge, aber immerhin schon um das als Belohnung ausgesetzte Himbeereis, das mir damals ebenso viel bedeutete.

Aber bei allen großen und kleinen Erfolgen, sei es nun Himbeereis oder Wimbledon-Titel, ist für mich nach wie vor die Voraussetzung für Erfolg die Freude an der Tätigkeit selbst. Wenn mir das Tennisspielen nicht noch immer so viel Spaß machen würde, so könnte ich sicher nicht mehr diese Leistungen bringen bzw. Erfolg haben. Hinzukommen muss dann natürlich das kompromisslose Engagement in der Sache, die Konzentration und viele andere Bausteine des Erfolgs, über die wir noch ausführlich sprechen werden. Bei Themen, die mir besonders am Herzen liegen, werde ich mich immer wieder persönlich zu Wort melden.«

Definitionen von Erfolg

Wenn Sie einmal offenen Auges durch die Straßen gehen, werden Sie entdecken, dass es Menschen gibt, die sich von den anderen schon auf den ersten (aufmerksamen) Blick unterscheiden: Sie bewegen sich selbstbewusst, gehen aufrecht, ihr Blick ist offen und nach vorn gerichtet, ihre ganze Haltung strahlt

Energie und Tatkraft aus. Es fällt auf, dass diese Menschen kaum angerempelt oder geschubst werden; sie scheinen sich ganz natürlich aus der Masse herauszuheben.

Vielleicht sind Sie bisher davon ausgegangen, dass so jemand von Haus aus reich oder schön ist oder besondere Privilegien genießt, die es ihm erlauben, freier und fordernder aufzutreten als andere. Doch nehmen Sie einmal an, dass es der persönliche Erfolg ist, der einem Menschen eine besondere Ausstrahlung verleiht ... Können Sie sich dann vorstellen, auch so zu sein – oder ähnlich, auf eine Ihnen gemäße Art?

Ja? Dann sind Sie eigentlich schon auf dem besten Weg, und wahrscheinlich ist es Ihnen nicht ganz fremd, erfolgreich zu sein: im Beruf, bei Ihren Hobbys, im Umgang mit anderen ...

Wir wollen Ihnen mit diesem Buch wissenschaftlich fundierte Bausteine für Ihren weiteren Erfolg an die Hand geben. Dabei folgen wir als rotem Faden den Erfolgsstrategien, die Sie sich aneignen und die Sie vervollkommnen – oder vielleicht erst neu für sich entdecken – müssen, um so erfolgreich zu sein, wie Sie es sich wünschen.

Eine universelle Vorstellung

Natürlich haben Soziologen und vor allem Wirtschaftswissenschaftler versucht, die Geheimnisse des Erfolgs zu ergründen. Es scheint immerhin einige allgemein gültige Formeln für ein erfolgreiches Verhalten zu geben, auf die wir im Folgenden eingehen.

Am Anfang ist ein Ziel

Bei unseren Darstellungen gehen wir davon aus, dass Erfolg die Übereinstimmung zwischen Leistung und Zielsetzung ist. Mit einem Wort: Erfolg ist Arbeit – und immer etwas sehr Persönliches. Denn nur wer sich selbst ein Ziel erwählt und die Leistung erbringt, es zu erreichen, wird ein Erfolgserlebnis haben.

Als Ziel kann man sich kleine Dinge wählen, wie am Abend

früher ins Bett zu gehen – man kann sich auch als Ziel setzen, die in die roten Zahlen geratene Firma des Großvaters zu sanieren. Im Kern ist der Vorgang, bis das Ziel erreicht wird, der Gleiche, auch wenn die Dimensionen und die Auswirkungen auf andere Menschen verschiedenen Welten angehören.

Erfolgsfelder

Auf Grund der herrschenden gesellschaftlichen Spielregeln sind wir es gewohnt, Erfolg gleichsam in eine höhere Dimension zu verlegen und das Etikett »erfolgreich« an herausragende Leistungen oder außergewöhnliche Menschen zu vergeben.

Dabei übersieht man leicht das eigene Erfolgspotenzial, das sich nicht nur in Träumen und Vorstellungen, sondern durchaus auch im bereits Geleisteten und Erreichten zeigt. Wir beschreiben die nachstehenden Erfolgsfelder auch, um Ihren Sinn für die Erfolge, die Sie bereits errungen haben, zu schärfen.

Prüfungen bestehen

Die Führerscheinprüfung, ein Studium, die erste Reise mit dem Flugzeug, eine Aussprache, die Beendigung einer Beziehung, selbst der Besuch der Schwiegereltern sind Gelegenheiten im Leben, an denen wir scheitern können. Nicht immer ist uns dabei bewusst, dass es sich um Prüfungen handelt, die wir bestehen müssen oder wollen.

- Wie schätzen Sie sich selbst ein? Sind Sie ein Prüfungstyp, jemand, der Prüfungen bewusst sucht, sie – trotz Lampenfieber – besteht, oder sogar in Prüfungen auf einmal besser ist als sonst?   O Ja   O Nein

Eine gute Beziehung und Freunde

Jede dritte Ehe wird heute geschieden, in Städten ist es sogar jede zweite. Wer es also geschafft hat, sich eine Beziehung zu einem Partner aufzubauen und sie seit vielen Jahren zu halten, der kann zu Recht stolz auf sich sein. Doch nicht für jeden ist die Beziehung zu einer Lebenspartnerin oder einem Lebenspartner die Erfüllung. Es gibt heute viele verschiedene Formen, sein Privatleben zu gestalten. Wenn Sie sich unglücklich fühlen, überlegen Sie, ob das vielleicht an Ihren zu hohen Erwartungen oder an ungenauen oder unpassenden Vorstellungen von einem »Traumpartner« liegen könnte.

- Wie schätzen Sie sich ein: Sind Sie erfolgreich in Ihrem Privatleben? ○ Ja ○ Nein

Karriere machen

Sehr häufig verknüpft man die Vorstellung von Erfolg mit einer beruflichen Karriere. Der Begriff sagt es schon: eine Karriere will »gemacht«, will gegen Widerstände, Müdigkeit, Wirtschaftsschwankungen, zu kleine Budgets und nicht selten gegen Kollegen und Chefs durchgesetzt sein.

- Wie schätzen Sie sich selbst ein: Verläuft Ihre Karriere in zufrieden stellenden Bahnen? ○ Ja ○ Nein

Selbstverwirklichung

Das Eintauchen der ganzen Persönlichkeit in eine Aufgabe sowie die stete Arbeit an der eigenen Weiterentwicklung sind Voraussetzungen, die jeder braucht, der Erfolg auf irgendeinem Gebiet des Lebens haben möchte. Eine Steigerung, man könnte auch sagen, Vollendung dieses Ansatzes findet sich bei vielen Künstlern, aber auch bei manchen Spitzenmanagern, Topfinanzleuten, Müttern oder Vätern, in den sozialen Berufen.

- Wie schätzen Sie sich selbst ein: Können Sie sich und Ihre besonderen Fähigkeiten voll entfalten? ○ Ja ○ Nein

Sport

»Da es so viele andere Bereiche gibt, in denen man Erfolg haben kann, stellt sich natürlich die Frage, warum gerade der Sport viele Menschen dazu reizt zu zeigen, was in ihnen steckt. Für mich ist ein Grund dafür, dass man in den meisten Sportarten objektiv bewerten kann, wie gut ei-

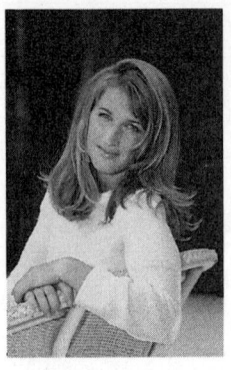

ne Leistung ist. Selbst wenn es manchmal in Einzelfällen zweifelhaft ist, ob ein Ball ›gut‹ oder ›aus‹ ist, so setzt sich doch bei Wettbewerben im Allgemeinen der Bessere durch. Während in anderen Bereichen des Lebens oftmals unklar ist, wonach ein Mensch oder seine Leistung wirklich bewertet werden, gibt es in den meisten Sportarten Maßstäbe für Schwierigkeit und Güte einer Leistung, die von einem sachverständigen Publikum ebenso nachvollzogen werden können wie vom Sportler selbst.

Außerdem kann sportliche Betätigung im Streben nach Perfektion von einer Person total Besitz ergreifen. Ich habe beim Tennis schon häufiger einen Zustand von höchster Konzentration erreicht. Jeder Athlet erlebt gelegentlich solche mentalen Leistungshöhepunkte, in denen man überhaupt nicht mehr an Erfolg denkt und ihn dann oft gerade dadurch erreicht.«

- Wie schätzen Sie sich selbst ein: Können Sie so aktiv Sport treiben, wie Sie es sich wünschen?　　○ Ja　　○ Nein

Auswertung

- Wenn Sie eine oder mehrere der Fragen mit Ja beantwortet haben, dann können Sie sich in diesem Gebiet auf sich selbst und die mentalen Strategien, die Sie bereits ausgebildet haben, verlassen. Bauen Sie Ihre Fähigkeiten in diese Richtung aus.

- Wann immer die Antwort Nein war, notieren Sie bitte alles, was Ihnen zu diesem Thema einfällt auf einem separaten Blatt. Lesen Sie es sich in der nächsten Zeit immer wieder durch, um herauszufinden, welche Gründe es gibt oder gab, die Sie daran hindern, auf diesem Gebiet Erfolg zu haben.

Grundvoraussetzungen erkennen

Wenn Erfolg in so vielen Bereichen zu Hause sein kann, warum ist dann das Wissen, wie man erfolgreich sein kann, nicht jedem zugänglich?

Zum einen liegt das daran, dass wir – wie bereits gesagt – Erfolg oft »ganz oben aufhängen« und übersehen, dass auch das normale Vorankommen im Alltag bereits ein Erfolg ist. Der Mensch muss im Laufe seines Lebens viele Dinge lernen und bewältigen. Gerade in unserer Zeit ist eine weitere Anforderung hinzugekommen: Jahrhundertelang war immer genug oder zu viel Arbeit vorhanden, und es bestand eher das Problem, die Menge der Arbeit wirtschaftlich zu verteilen. Wir leben jetzt, nach der industriellen Revolution und einer Phase der intensiven Rationalisierung, in der Ära des »lean management« mit einem gigantischen und noch immer anhaltenden Abbau des Personals in allen Bereichen der Wirtschaft. Da hier von der gesamten Bevölkerung Rückschläge zu verkraften sind, empfin-

Die Phasen des Erfolgs

Wer weiter nach vorne blickt, wer ein Ziel ins Auge gefasst hat und bereit ist, den Weg bis dahin zu gehen, wird verschiedene Phasen kennen lernen:

- Die Vorbereitung
- Die Durchführung
- Den Moment des Erfolgs
- Das Sichern des Erfolgs
- Das Leben mit dem Erfolg
- Die Neuorientierung

Zu diesem Prozess des Erfolgs gehören auch Krisen, Veränderungen, das Betreten von Neuland, Zweifel an sich und dem Ziel … All diese Stationen auf dem Weg zum Erfolg wollen bewältigt sein.

den sich viele, die das Leben unter diesen veränderten Gesichtspunkten meistern, nicht als erfolgreich, obwohl allein die Tatsache, dass sie den Umbau der Gesellschaft und die Suche nach neuen Wegen mittragen, bereits ein beachtlicher Erfolg ist.

Wenn man sich die enorme innere Kraft vor Augen führt, die dazugehört, den Weg zum Erfolg mit seinen Anstrengungen und Irritationen zu beschreiten – dann wird auch klar, warum so wenig über die Strategien der Menschen bekannt ist, die Erfolg haben. Zum einen mag oder kann nicht jeder Erfolgreiche sein Rezept weitergeben. Zum Zweiten ist es nicht jedem gegeben, sein Inneres zu begreifen und sich seine inneren Prozesse zu vergegenwärtigen. Nicht jeder Mensch besitzt die Form der Intelligenz, die zu einer Innenschau befähigt.

Ist Erfolg überhaupt »machbar«?

Diese Frage beantworten beide Autoren dieses Buches von ganzem Herzen mit einem klaren Ja. Beide haben »am eigenen Leib« erfahren, dass sie mit dem, was sie tun – und wie sie es tun –, Erfolg haben.

Sie sind sich zudem einig darin, dass der Wunsch, Erfolg zu haben, tief in jedem Menschen verwurzelt ist. Jeder von uns ist ein Bestandteil der biologischen Evolution auf unserem Planeten. Und jeder hat sich – für sich selbst, aber auch im Rahmen seines beruflichen Vorwärtskommens und seiner privaten Bindungen – zumindest gelegentlich die Frage nach dem Woher, dem Wohin und Wozu gestellt. Wer über den Sinn des Lebens und die Zukunft ernsthaft nachdenkt, wird sich in jedem Fall wünschen, erfolgreich zu sein.

Um selbstverantwortlich tätig zu werden, sollte man über die Möglichkeit verfügen, eine derzeit unvollkommene Situation zu erkennen, sowie über die Fähigkeit, Kritik an derselben zu üben. Schließlich kommt das Element der individuellen Unabhängigkeit und Flexibilität hinzu. Wer erfolgreich sein möchte, wird stets sein gesamtes Potenzial ausschöpfen.

Nun ist es gänzlich unmöglich, den Reichtum aller menschlichen Fähigkeiten zusammenzufassen, einzeln zu untersuchen und für einen Leser übersichtlich aufzubereiten. Wir werden in diesem Buch einen Weg gehen, der uns erlaubt, Ihnen Stück für Stück die wichtigsten Fähigkeiten transparent zu machen und sie für sich selbst zu trainieren, bis Sie fit für den Erfolg sind. Ganz am Ende des Buches werden wir Ihnen dann eine Art Checkliste an die Hand geben, mit der Sie Ihren persönlichen Weg zum Erfolg einmal durchspielen können. Das immer präziser werdende Durchdenken Ihrer Situation hilft Ihnen dabei, Ihre mentalen Kräfte zu wecken und zu stärken.

Erfolgreich = glücklich?
Wenn Sie beginnen, an Ihrem Erfolg zu arbeiten, werden Sie einiges in Ihrem Leben so verändern, dass Sie mehr Bewegungsfreiheit haben – und nach einiger Zeit werden Sie auch spüren, dass Sie sich selbst verändert haben. Für viele von uns liegt im Erleben des Erfolgs Glück.

Trotzdem möchten wir Ihnen sagen, dass Erfolg und Glück nicht dasselbe sind. Glück liegt oft in ganz anderen Dingen. In den kleinen Dingen des Alltags wie dem Lächeln eines Passanten, dem Bild eines Schmetterlings, der im Sonnenschein dahinfliegt, in einem Kuss oder in der Entdeckung, dass der schon für tot erklärte Hibiskus wieder blüht, kann mehr Glück liegen als in einem schwer errungenen Erfolg.

»Um überhaupt Aussicht auf Erfolg zu haben, braucht man als Grundvoraussetzung das Glück, in geordneten Verhältnissen geboren zu sein. Erst damit eröffnet sich die Möglichkeit, sein zukünftiges Leben selbst optimal zu gestalten. Auf meinen vielen Reisen durch die ganze Welt wurde ich häufig mit der Tatsache konfrontiert, dass Kinder durch Verfolgung und Gewalt in Not und Elend heranwachsen mussten – ohne jemals die Chance zur Selbstbestimmung zu haben.

Ich erlebte Kinder, die misshandelt oder auch Opfer von Kriegen und

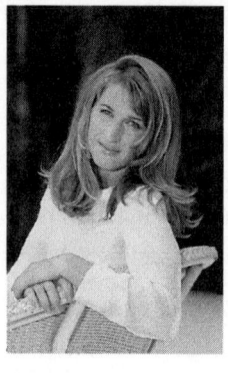

Verfolgung wurden, seelischen Schaden genommen hatten und dadurch schon früh ohne Orientierung und Lebensperspektive dastanden.

Mit meiner Stiftung ›Children for Tomorrow‹ möchte ich etwas von meinem Glück an jene weitergeben, die nicht auf der Sonnenseite geboren wurden. Wenn man auch nicht allen gleichzeitig helfen kann, so möchte ich zumindest einen Beitrag dazu leisten, dass so viele Kinder wie möglich eine Chance bekommen.

Jeder, der mithelfen möchte, ist willkommen.«

Grenzen finden

Ein Schlüsselbegriff aller, die über Erfolg sprechen, ist die Grenze. Denken Sie einmal an Christoph Kolumbus, dessen weltgeschichtlich bedeutsame Entdeckung im wahrsten Sinn des Wortes den Horizont der Menschheit erweitert hat. Vielleicht erinnern Sie sich noch daran, dass seine Fahrt mit den drei spanischen Karavellen, der Santa María, der Niña und der Pinta, keine Vergnügungsreise war. Niemand weiß, was geschehen wäre, wenn Land nicht gerade am 12. Oktober in Sicht gekommen wäre – zu einem Zeitpunkt, an dem Nahrung und Wasser zu Ende gingen und es mit der Stimmung der Seeleute nicht gerade zum Besten stand.

Sie werden merken, dass diese Situation sehr bildhaft einfängt, was in uns geschieht, wenn wir uns unseren Grenzen nähern … Da die Suche nach den eigenen Grenzen und die Erweiterung dieser Linie ein wesentlicher Teil des Erfolgs sind, werden wir Sie immer wieder darauf hinweisen, wo und wie Sie diese Grenzen erweitern können.

Kognitive Fähigkeiten und die Persönlichkeit

Wir werden in diesem Buch sehr stark auf die grundsätzlichen geistigen, genauer kognitiven Fähigkeiten eingehen, die man ein Leben lang üben und trainieren kann – und sollte, wenn man Erfolg haben möchte. Denn Erfolg ist in erster Linie eine Sache des »Kopfes«, und unser Gehirn ist ein Wunderwerk, dessen Leistungen man bis ins hohe Alter verbessern kann (vergleichen Sie hierzu Seite 47).

- Wissenschaftlich formuliert, sind die kognitiven Fähigkeiten (das, was wir unter Denkleistung verstehen) jedoch in die Gesamtpersönlichkeit eingebettet, sodass biographische Expositionen – also Erfahrungen – ebenso einwirken wie grundlegende Dispositionen – also Anlagen der Persönlichkeit.

Außerdem sind kognitive Fähigkeiten zweifellos unerlässlich für erfolgreiches Handeln – sie allein reichen aber nicht aus, uns zur Leistung zu motivieren. Häufig kann man beobachten, dass Personen, die in einem Intelligenztest hervorragend abschneiden, trotzdem weder eine überdurchschnittliche berufliche Karriere machen noch auf einem anderen Feld Erfolg haben. Es kommt auf Ihre Persönlichkeit an, ob Sie Erfolg haben wollen, in welchem Bereich Sie sich einsetzen und wie Sie die dafür notwendigen Leistungen erbringen.

Gefühle

Ein großer Teil unserer Persönlichkeit sind unsere Gefühle, die Emotionen. Erst wenn Kognition und Emotionen in Ihnen zusammenwirken, können Sie die von außen als Ideen oder Anreize auf Sie zukommenden Impulse zu einer auf Erfolg gerichteten Handlung zusammenfassen. Das bedeutet aber auch, dass wir ein Ziel, das uns interessiert, doppelt prüfen: Es wird sowohl kognitiven als auch gefühlsmäßigen Bewertungen unterworfen, ehe es zum Handeln kommt.

Unsere stärksten Emotionen sind sicher Angst und Hoffnung – beide können Ihnen den Weg zum Erfolg ebnen. Denn ob Sie aus Angst vor Misserfolg oder aus Hoffnung auf Erfolg mit allen inneren Kräften daran arbeiten, ein Ziel zu erreichen, ist von der eingesetzten Energie her prinzipiell gleich. Obwohl Sie sich natürlich mit einer Angst weniger gut fühlen mögen als mit einer Hoffnung, blockieren uns Ängste nicht in jedem Fall. Schließlich leben wir alle seit der Kindheit mit diversen Ängsten und haben bis zu einem gewissen Grad gelernt, sie zu verstehen, zu beherrschen und zu nutzen.

Checkliste zur Motivation

Sich über sich selbst klarer zu werden ist ein immer wiederkehrendes Motiv aller Erfolgreichen. In diesem Zusammenhang ist es von entscheidender Bedeutung herauszufinden, was die eigene Motivation »anfeuert«. Wir stellen Ihnen hier eine Liste der Leistungsanreize vor, die wohl die meisten Motive erfasst, aus denen heraus jemand erfolgreich sein möchte. Bitte kreuzen Sie an, was für Sie selbst zutrifft – oder notieren Sie auf einem gesonderten Blatt, welche Gründe Ihnen einfallen. Die Liste wird nicht ausgewertet – sie dient nur Ihnen und soll die Vorgänge in Ihrem Inneren transparenter machen.

Ich engagiere mich aus folgenden Gründen:
- ○ Aus unmittelbarer Freude an einer Aufgabe
- ○ Für den materiellen Vorteil
- ○ Ich suche Selbstbestätigung
- ○ Ich liebe die spielerischen Momente
- ○ Ich bin neugierig auf das, was kommt
- ○ Ich suche die Risiken
- ○ Mir geht es um soziale Anerkennung oder sozialen Aufstieg
- ○ Ich will mein Prestige steigern
- ○ Ich suche die Macht
- ○ Ich will etwas perfekt machen
- ○ Ich bin in gewisser Weise eitel
- ○ Mich führen Ideologien
- ○ Ich tue Dinge aus religiöser Überzeugung
- ○ Mich leitet etwas anderes, nämlich

Körperliche Fitness

In diesem Kapitel wollen wir uns mit der Frage beschäftigen, wie wir die Voraussetzungen für die optimale Gesundheit und Leistungsfähigkeit schaffen können, die wir als solide Grundlage für unseren Erfolg betrachten. Wenn Sie sich fragen, wieso man, um Erfolg zu haben, gesund sein muss – es genügt doch, wenn man einen klaren Kopf hat, oder?! –, wollen wir nur an den schönen Spruch erinnern, dass »Gesundheit nicht alles ist, aber ohne Gesundheit alles nichts«. Ihre Leistungsfähigkeit können Sie nur verbessern, wenn Sie Ihre körperliche Fitness erhalten oder stärken, denn nur auf dieser Basis werden Sie mit Stress, akuten Belastungen, Krankheiten und seelischen Problemen besser fertig.

Persönliche Bestform als Basis

Schrecken Sie schon bei dem Gedanken zurück, man könne von Ihnen eine »Topform« erwarten? Vielleicht liegt das daran, dass Sie unrealistische Vorbilder im Kopf haben, wenn Sie sich einen rundum fitten Menschen vorstellen. Selbst wenn Sie sportlich aktiv sind: Sie wissen vielleicht insgeheim, dass es Ihnen niemals gelingen wird, die Höchstform einer Leistungssportlerin zu erreichen. Aber darum geht es hier auch gar nicht. Wir möchten nicht, dass Sie sich quälen, sondern dass Sie erfolgreicher bei der Bewältigung Ihrer Aufgaben und dem Erreichen Ihrer Ziele werden, dass Sie sich so gesund und leistungsstark wie möglich fühlen. Und das ist nur möglich, wenn Sie zunächst einmal feststellen, wie belastbar Sie wirklich sind und wo ein Gesundheitsprogramm ansetzen müsste. Kurz, Sie sollen Ihre eigene, persönliche Bestform erreichen.

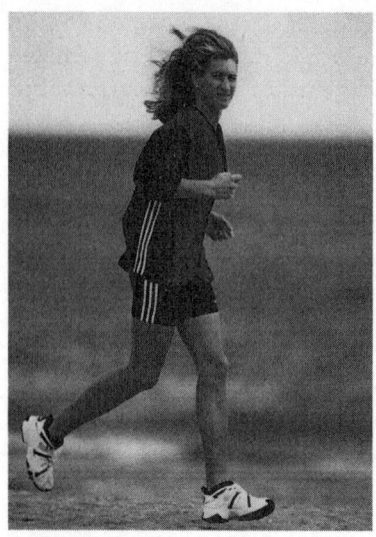

Die eigene Topform finden

Es gibt bei der Definition dessen, was wir unter »topfit« verstehen, diverse Abstufungen, die von unserem Lebensalter, unserer körperlichen Verfassung und eventuellen chronischen Beschwerden abhängen. Nicht jedem von uns ist die athletische Konstitution eines Leistungssportlers in die Wiege gelegt worden. Auch ein gut trainierter Fünfundfünfzigjähriger kann von sich selbst nicht mehr die gleichen körperlichen Höchstleistungen erwarten, wie er sie mit zwanzig vollbrachte. Und die Leistungsfähigkeit eines häufig um die Welt jettenden Topmanagers ist aus anderen Gründen eingeschränkt als die einer schwangeren Frau. Die Konsequenz daraus ist, dass jeder ein auf seine persönlichen Bedürfnisse abgestimmtes Trainingsprogramm erhalten sollte.

Wir wollen mit Ihnen zusammen herausfinden, wo vielleicht Schwachstellen Ihres Organismus liegen, die Sie zunächst so weit wie möglich bekämpfen sollten, bevor Sie an einer weiteren Verbesserung Ihrer Leistungsfähigkeit arbeiten können.

Was brauchen wir für die körperliche Topform?

Unsere körperliche Leistungsfähigkeit setzt sich aus vier Komponenten zusammen:

• Kraft
• Ausdauer
• Schnelligkeit
• Beweglichkeit

Eines bedingt das andere, und jedes gute Fitnessprogramm wird immer alle vier Bereiche trainieren. Wer nur Krafttraining betreibt, büßt an Schnelligkeit und Ausdauer ein. Wer nur joggt, wird bei Kraft und Beweglichkeit Defizite entwickeln.

Wir werden ab Seite 76 noch darauf eingehen, welche Sportarten Sie ausüben können, wenn Sie gezielt einen dieser Bereiche aufbauen wollen. Körperliche Leistungsfähigkeit entwickeln wir aber nicht nur durch sportliche Betätigung. Wer zwar Sport treibt, aber ansonsten »ungesund« lebt, darf sich nicht wundern, wenn seine Belastbarkeit begrenzt ist.

Bausteine der Gesundheit
Zunächst wollen wir ganz grundsätzlich die Voraussetzungen für eine »Topform« betrachten, und zwar anhand der wichtigsten Organsysteme – was brauchen Herz und Lunge, Knochen und Abwehrsystem, um bestmöglich arbeiten zu können?

Ein wesentlicher Schritt zur Gesundheit sind die richtige, d. h. ausgewogene Ernährung und der vernünftige Umgang mit Genussmitteln wie Alkohol und Kaffee. Wir können nur von innen heraus gesund sein oder werden. Deshalb wollen wir Ihre Aufmerksamkeit auch auf die Lipamine lenken, eine Gruppe von Nährstoffen, die den Aufbau und die Arbeit unserer kleinsten Körperbausteine, der Zellen, unterstützen.

Die Organsysteme

Was brauchen unsere Organsysteme, um perfekt zu funktionieren? Während wir uns das überlegen, muss uns natürlich bewusst sein, dass wir eine sehr künstliche Trennung vornehmen, wenn wir einzelne Bereiche des Körpers herausgreifen, um ihre Arbeitsweise näher zu erläutern. Der Organismus wirkt immer in seiner Gesamtheit, und ein Element beeinflusst das nächste.

Wenn wir uns gesund, ausgeglichen und leistungsstark fühlen, fällt uns diese Wechselwirkung meist nicht sonderlich auf. Wenn jedoch ein Zahn schmerzt, können wir den Einfluss, den dieses Empfinden auf unser Wohlbefinden hat, unmöglich ausschalten, auch wenn die eigentlich verursachende Stelle noch so klein ist. Auch Beschwerden, die wir nicht unmittelbar verspüren und die sozusagen im Verborgenen ihr Unwesen treiben, wie Veränderungen im Blutbild, richten Schaden an, durch den letztendlich der ganze Körper in Mitleidenschaft gezogen wird.

Schlimmer noch: Die negative Wirkung von Erkrankungen bleibt nicht auf den körperlichen Bereich beschränkt, sondern drückt auch auf unsere Stimmung, macht uns reizbar, deprimiert und senkt unsere Bereitschaft zu Leistung und Erfolg.

Skelett und Muskeln

Der erste Eindruck, den wir von einem Menschen bekommen, wird entscheidend durch seine Körperhaltung geprägt. Eine gerade, aufrechte Haltung und ein guter Muskeltonus, d. h. die Grundspannung, vermitteln Entschlossenheit, Tatkraft und Leistungswillen.

Das Rumpfskelett mit der Wirbelsäule stabilisiert uns, trägt unseren Kopf und schützt unsere inneren Organe. Im Durchschnitt 206 Knochen halten und stützen unseren Körper, »bewegt« wird er aber erst durch das Zusammenspiel mit den angegliederten Muskeln, Sehnen und Bändern. So werden das Gehen, das Beugen zur Seite und nach vorne, ausladende Gesten und das Greifen nach Gegenständen möglich. Die kräftigsten Muskeln sind, was nicht überrascht, die Beinmuskeln.

Die Nervenimpulse, die vom Gehirn ausgehend die Bewegung der Muskeln lenken, können von uns bewusst gesteuert werden.

Die »tragende Säule«

Störungsanfällig ist besonders die Wirbelsäule, ein Preis für die aufrechte Haltung, die sich der Mensch im Laufe seiner Entwicklungsgeschichte angeeignet hat. Ein Ausgleich zu sitzenden Tätigkeiten und ein vernünftiges Gleichgewicht von Be- und Entlastung in Form weicher, fließender Bewegungen ist eine gute Vorbeugung. Die Wirbelsäule an sich ist elastisch, aber die als »Stoßdämpfer« zwischen den Wirbeln liegenden Bandscheiben unterliegen einem natürlichen Abnutzungsprozess, der durch Bewegungsmangel oder infolge von Überbeanspruchung beschleunigt oder verschlimmert wird. Verschleißerscheinungen sind auch an den Gelenken spürbar; besonders anfällig sind Knie- und Hüftgelenke. Typische Alterserscheinungen sind Verformungen der Gelenkknorpel durch Arthrose oder Gicht.

Das können Sie tun
- Immer wieder bewusst eine entspannte, aufrechte Haltung einnehmen
- Einseitige Belastungen im Sitzen, beim Heben von schweren Gegenständen sowie beim Sport vermeiden
- Bewegungsausgleich herstellen (Sitzen/Laufen, Stehen/ Schwimmen)
- Vor dem Sport z. B. mit Stretching gut aufwärmen, um Verletzungen vorzubeugen
- Verkühlungen, Zugluft und Überanstrengung vermeiden
- Übergewicht und Alkoholkonsum abbauen
- Fleischlastige Ernährung vermeiden, viel Vitamine und Lipamine zu sich nehmen

Atmung, Herz und Kreislauf

Koronar- und andere Gefäßerkrankungen sind die Todesursache Nummer eins in den Industrieländern. Die Ursachen lassen sich mit einer recht einfachen Formel zusammenfassen: fette, kalorienreiche Überernährung + Bewegungsmangel.

Der Kreislauf versorgt unseren Organismus über die Blutbahnen (zunächst die Aorta, die Hauptschlagader, und dann die Arterien) mit allem, was wir zum Leben brauchen, und reguliert unsere Körpertemperatur. Von den Lungengefäßen gelangt der eingeatmete Sauerstoff zur linken Herzkammer und wird durch die Kontraktion des Herzens, den Herzschlag, in den ganzen Körper gepumpt. Im weiteren Verlauf werden dem Blut Nähr- und Abwehrstoffe sowie Hormone beigemengt. Das »verbrauchte«, mit Kohlendioxid und Abfallprodukten des Stoffwechsels angereicherte Blut wird über die Venen wieder zurück zur rechten Herzkammer und zur Lunge geleitet. Das Kohlendioxid sowie überschüssiger Sauerstoff werden wieder ausgeatmet.

Die oberen Atemwege von der Nasenhöhle über den Rachen bis zu den Bronchien sind mit einer Schleimhaut ausgekleidet. Diese erfüllt wichtige Funktionen bei der Erwärmung und Befeuchtung der eingeatmeten Luft und der Abwehr von eingedrungenen Krankheitserregern, ist aber auch in besonderem Maße allen schädlichen Einflüssen ausgesetzt – seien es Bakterien, Viren oder Giftstoffe der Umwelt. Hier zeigen sich Schwächen im Immunsystem (Seite 35) durch eine vermehrte Neigung zu Erkältungen und weiter reichenden Entzündungen von den Nasennebenhöhlen bis zur Lunge.

Risikofaktoren
Angesichts der Schwerarbeit, die unser Herz leisten muss – es schlägt im Durchschnitt sechzig bis neunzig Mal pro Minute –, ist es nicht verwunderlich, dass dieses zentrale Organ unseres Körpers im Laufe eines langen Lebens störanfälliger wird. Eine besondere Gefahr ist die Verengung der Herzkranzgefäße, der so genannten Koronararterien, die das Herz selbst mit Blut versorgen. Ablagerungen machen sich aber auch an allen anderen Gefäßen, insbesondere den großen Arterien und Venen in den Beinen und den Gehirngefäßen, bemerkbar.

Natürlich wird das Kreislaufsystem vom gesamten Organismus mit beeinflusst. Wichtige Unterstützung bekommt es durch das Knochenmark, in dem Blutzellen gebildet werden, sowie die Leber und die Nieren.

Ernährung, Verdauung und Ausscheidung

Im Mund wird die Nahrung zu einem flüssigen Brei zerkleinert und durch die Speiseröhre in den Magen transportiert. Hier setzt der Magensaft dem Speisebrei Enzyme und Säure zu und verdaut ihn vor. Je nach Verdaulichkeit verbleiben Getränke und Essen zwischen 30 Minuten und 20 Stunden im Magen. Die nächste Station ist der bis zu sechs Meter lange, gewundene Dünndarm, in dem die verwertbaren Nährstoffe mit Hilfe von Enzymen umgewandelt und an die Blutbahn und das Lymphsystem weitergegeben werden. Nicht verwertbare Stoffe werden durch den Dick- und Mastdarm weitergeschoben und schließlich als Stuhl ausgeschieden.

Der wasserlösliche Abfall aus dem Stoffwechsel wird in den

Nieren aus dem Blut herausgefiltert und über die Harnwege ausgeschieden. Die Nieren sind lebenswichtig für die Regulierung des Mineral- und Salzhaushaltes im Körper; außerdem stellen sie einige wichtige Hormone bereit. Unsere zweite große Entgiftungsstation ist die Leber, die neben ihren vielen anderen Aufgaben auch in der Verdauung eine Rolle spielt, da sie die Gallenflüssigkeit an die Gallenblase abgibt, von der sie bei Bedarf in den Darm gelangt.

Risikofaktoren
Gelenkt wird der Verdauungsprozess vom vegetativen Nervensystem, das die notwendigen Muskelbewegungen zum Schlucken und Weitertransport der Nahrung anregt. Da dies »automatisch« und ohne unser bewusstes Zutun geschieht, denken wir leider auch meist erst zu spät, d. h. wenn bereits Störungen

Das können Sie tun
- Schwer verdauliche Speisen so weit wie möglich und abends ganz meiden
- Sich in Ruhe auf das Essen besinnen, sorgfältig kauen, die Speisen nicht mit Getränken »hinunterspülen«
- Viel Gemüse, Obst und Vollkornprodukte essen; die enthaltenen Ballaststoffe fördern die Darmbewegungen
- Nicht über das Sättigungsgefühl hinaus essen – auch nicht aus Höflichkeit
- Keine Abführmittel nehmen, sondern den Darm auf natürliche Weise in Schwung halten (mit einer ausgewogenen, ballaststoffreichen Ernährung, Seite 58)
- Genug trinken – zwei Liter insgesamt an Mineralwasser, Kräutertee und verdünnten Säften wären ideal
- Sich nach einem langen Arbeitstag im Büro Bewegung verschaffen
- Unterkühlung vermeiden

auftreten, daran, unseren empfindlichen Verdauungstrakt pfleglich zu behandeln und nicht als »Müllschlucker« zu missbrauchen. Die Schleimhaut, die den gesamten Verdauungstrakt auskleidet, ist durch falsche Ernährung und die Einnahme bestimmter Medikamente leicht aus dem Gleichgewicht zu bringen und ist dann schutzlos allen Giftstoffen ausgeliefert, die wir zu uns nehmen. Die so genannten nervösen Beschwerden sind in diesem Bereich sehr verbreitet; chronische Verstopfung, Durchfall oder zu weicher Stuhl und Magenschmerzen plagen einen großen Prozentsatz der Bevölkerung. Dabei sind diese Störungen meist hausgemacht: Hektik, Stress, das gedankenlose Herunterschlingen von minderwertiger Kost tragen die Hauptschuld.

Die Sinnesorgane

Von unseren fünf Sinnen – Sehen, Hören, Riechen, Schmecken und Tastsinn – ist das Sehen der wichtigste. Über die Augen nehmen wir einen Großteil der Informationen aus unserer Umgebung auf. Je nachdem, welche Tätigkeit wir ausüben, kann natürlich ein anderer Sinn im Vordergrund stehen – etwa beim Musiker das Hören, beim Parfümhersteller das Riechen, bei einer Köchin das Schmecken. Der Verlust oder das Nachlassen irgendeines dieser Sinne stellt immer eine Behinderung dar; nur im Zusammenspiel aller Sinne erschließt sich uns die Welt. Die Gesundheit unserer Sinnesorgane ist für unsere Kommunikation mit anderen Menschen, unseren Kontakt zur Natur, unsere Freude am Leben und unsere Genussfähigkeit von größter Bedeutung. Wir sollten also bestrebt sein, den Sinnesorganen ihre Leistungsfähigkeit so lange wie möglich zu erhalten.

Die Augen

Um die Augen zu schützen, sollten wir ihnen genügend Entspannungsphasen gönnen und auch einmal bewusst alle Reize von außen »ausschalten«. Überanstrengen Sie Ihre Augen nicht durch schlechte Beleuchtung oder starkes, reflektierendes Licht (Sonnenlicht auf dem Wasser oder im Hochgebirge auf Schneefeldern – hier immer eine gute Schutzbrille tragen). Lassen Sie die Augen bewusst »spazieren gehen«, üben Sie das Umschalten von Nah- auf Fernsicht. Das ununterbrochene starre Fixieren einer begrenzten Arbeitsfläche, wie es insbesondere bei der Computerarbeit vorkommt, muss durch Seh-Pausen aufgelockert werden. Setzen Sie sich mit geschlossenen Augen hin, bedecken Sie sie ganz mit den Handflächen und atmen Sie in dieser Haltung ein paar Minuten lang ruhig ein und aus. Wenn Sie eine Brille, insbesondere eine Lesebrille tragen, setzen Sie sie öfter einmal ab, um die Augenmuskulatur beweglich zu halten.

Bitte gehen Sie bei allen Beschwerden und plötzlich auftretenden Störungen der Augen unbedingt zum Augenarzt! Eine regelmäßige Untersuchung – nicht nur eventueller Fehlsichtigkeit, sondern beispielsweise auch des Augendrucks – ist gerade im fortgeschrittenen Alter ein Muss, denn viele ernste Erkrankungen der Augen bemerkt man selbst leider erst sehr spät.

Die Ohren

Der Gehörgang leitet die Schallwellen zum Trommelfell, das sie an die Gehörknöchelchen und die so genannte Schnecke, einen Teil des Innenohrs, weitergibt. Hier werden sie in Nervenimpulse umgewandelt und an das Hörzentrum im Gehirn weitergegeben.

Das Innenohr beherbergt auch unseren Gleichgewichtssinn. Schwindel und Klingeln oder Rauschen in den Ohren können ein Hinweis auf gefährliche Blutdruckschwankungen sein.

Die größten Gefahrenquellen für das Gehör sind zum einen die Lärmbelastung, der wir vielerorts und über lange Zeiträume ausgesetzt sind, und zum anderen Infektionen. Mittelohrentzündungen entstehen häufig durch vom Rachenraum über die Ohrtrompete zum Mittelohr aufsteigende grippale Infekte. Sie sind nicht nur äußerst schmerzhaft, sondern können, wenn sie nur mangelhaft ausgeheilt werden, bleibende Schwerhörigkeit verursachen.

Nase und Zunge

Der Nasen- und der Mundraum sind neben der Haut die am stärksten der Außenwelt ausgesetzten Körperteile: durch die Atemluft und über die Nahrung dringen ständig Krankheitserreger ein, die von den Abwehrzellen in der Nasen- und Mundschleimhaut bekämpft werden.

Entzündungen, die sich in Schnupfen, Halsweh und geröteten und geschwollenen Rachenmandeln äußern, sind ein Zeichen einer solchen verstärkten Immunreaktion; sie sind zwar lästig, aber in gewissen Abständen auftretend (nicht öfter als dreimal im Jahr) ganz normal.

Unsere Zunge ist ein äußerst sensibles Organ, das durch ständige Reize wie Tabak, Alkohol und scharf gewürzte Speisen auf Dauer Schaden nimmt. Im Laufe des Lebens stumpfen unsere Geschmacksnerven durch diesen Missbrauch leider ab. Nehmen Sie sich doch einmal die Zeit, die grundlegenden Geschmacksrichtungen süß, salzig, sauer und bitter wieder in Ruhe zu kosten und zu erleben.

Die Haut

Die Haut schützt unseren Organismus vor Umwelteinflüssen, Krankheitserregern und mechanischen Verletzungen. Dabei hilft der natürliche Säureschutzmantel der Oberhaut, der von den Talg- und Schweißdrüsen gebildet wird. Außerdem reguliert die Haut über das Schwitzen auch den Stoffaustausch, also den Flüssigkeits- und Mineralienhaushalt, und gleicht durch das Verdunsten von Schweiß eine erhöhte Körpertemperatur aus.

Schöne, glatte und straffe Haut ist ein Zeichen von Jugend und Lebendigkeit. Leider kommen die wenigsten von uns diesem Ideal nahe: denn in der Pubertät entstellen uns häufig Akne und fettige Haut, und danach erschlafft und welkt das Bindegewebe nur allzu schnell. Nicht immer sind äußere Einflüsse wie mangelnde Pflege oder Umweltreize verantwortlich; denn die Haut ist auch ein getreuer Spiegel unserer inneren Gesundheit. Unbarmherzig offenbart sie Unverträglichkeiten der Nahrung, Vitamin- und Schlafmangel, Stress, Folgen von Süßigkeiten-, Tabak- und Alkoholkonsum, Bewegungsmangel und dadurch schlechter Durchblutung und Sauerstoffversorgung. Viele innere Erkrankungen, z. B. Magen-Darm-Störungen oder hormonelle Veränderungen, hinterlassen Spuren an Haut und Haaren.

- Die Konsequenz daraus: Wer eine straffe, jugendlich und frisch wirkende Haut und glänzendes Haar haben will, muss gesund leben, für eine gute Durchblutung sorgen und sich seinem Hauttyp entsprechend pflegen. Hellhäutige Menschen dürfen sich nie ohne Schutz der Sonne aussetzen; wer trockene Haut hat, sollte sie nicht auch noch durch scharfe Seifen auslaugen. Während der Heizungsperiode, in der kalten Jahreszeit, müssen wir darauf achten, die Haut durch Saunagänge, Wechselgüsse und viel Bewegung an der frischen Luft zu stärken und durch eine natürliche, feuchtigkeitsspendende Pflege zu schützen.

Das Hormonsystem

Hormone werden in den so genannten endokrinen Drüsen, z. B. den Nebennieren, der Schilddrüse und der Bauchspeicheldrüse, gebildet und ans Blut abgegeben. Ihre Aufgaben sind überaus vielfältig und sicher noch nicht bis ins Letzte erforscht. Ganz allgemein gesprochen, fungieren Hormone als Botenstoffe, die ein Organ oder Organsystem zu einer bestimmten Reaktion veranlassen. Die Hypophyse und der Hypothalamus, zwei Drüsen im Gehirn, steuern dieses komplexe Regelwerk. Jede Störung seines Gleichgewichts hat weitreichende Folgen. Das zeigt sich z. B. bei einer geschwächten Insulinproduktion der Bauchspeicheldrüse, die zwar fatalerweise vom Betroffenen selbst lange Zeit nicht bemerkt wird, aber zur Entwicklung der Zucker-krankheit führt.

Ein bekanntes Beispiel für hormonelle Zusammenhänge ist die Ausschüttung von Adrenalin in Stress-Situationen durch die Nebennieren, wodurch der Körper einen Energieschub erfährt. Da er nicht ständig auf Höchstleistung arbeiten kann, gibt es jedoch auch entgegengesetzt arbeitende Hormone, die für Entspannung und Schlafbereitschaft des Körpers sorgen, wie z. B. Serotonin oder Melatonin.

- Für das Ziel, unsere volle Leistungsfähigkeit zu erreichen, ist ein Gleichgewicht des Hormonhaushalts ausgesprochen wichtig. Achten Sie darauf, sich gelegentlich Schilddrüsen- und Blutuntersuchungen zu unterziehen, wenn in Ihrer Familie eine Neigung zu hormonell beeinflussten Krankheiten vorherrscht. Ansonsten ist auch hier wieder die einfache Zauberformel gültig, dass eine möglichst ausgewogene Ernährung, aktive Bewegung und ein ausgeglichenes Gemütsleben entscheidend zur Gesunderhaltung beitragen.

Das Abwehrsystem

An der körpereigenen Abwehr arbeiten viele der bereits vorgestellten Organsysteme mit. Die Haut und der Darm sowie die Schleimhaut von Mund und Nase müssen als unmittelbare Angriffsfläche für Krankheitserreger, Mikroorganismen und Giftstoffe über eine intakte Abwehrfront verfügen. Zum Teil besteht sie aus schützenden Bakterien, die z. B. an den Darmwänden siedeln, in der Hauptsache aber aus Abwehrzellen.

Die Thymusdrüse, die unterhalb der Schilddrüse im Hals sitzt, steuert die Schulung so genannter Stammzellen im Knochenmark, aus denen weiße Blutkörperchen (Leukozyten) entstehen. Diese Leukozyten werden im Laufe unseres Lebens in den Lymphknoten, an der Schleimhaut, im Darm und in der Milz auf die Abwehr bestimmter Substanzen trainiert. Viele Millionen Abwehrzellen sind ständig in unseren Blutbahnen und in den Lymphgefäßen unterwegs, um gesundheitsschädlichen Eindringlingen den Garaus zu machen.

Wie diese komplexen Vorgänge im Einzelnen funktionieren, ist noch nicht bis in jedes Detail erforscht. Auch warum in manchen Fällen das Abwehrsystem zusammenbricht und z. B. die Wucherung von Krebszellen zulässt, ist nicht restlos geklärt. Besonderes Kopfzerbrechen machen den Wissenschaftlern die so genannten Autoimmunkrankheiten, bei denen sich das Abwehrsystem gegen körpereigene Strukturen richtet, wodurch es zu schweren Erkrankungen kommen kann (Rheuma, multiple Sklerose etc.).

Chronische Krankheiten, egal welcher Art, gehören zu den größten Feinden des Immunsystems, da sie sein Gleichgewicht nachhaltig stören. So wird verständlich, warum ein durch eine vorausgegangene Krankheit geschwächter Patient sich schneller mit einem Grippevirus ansteckt als andere Menschen oder zusätzlich von Gürtelrose, Pilzerkrankungen und Ähnlichem heimgesucht wird. Weitere Risikofaktoren, die sich über kurz

Unsere Gesundheitspolizei

Wie arbeitet unser Immunsystem? Es kann die körpereigenen Zellen ganz genau von fremden, eingedrungenen Zellen unterscheiden. Das ist die Aufgabe der großen Abwehrzellen. Sie sind darauf spezialisiert, Eindringlinge an deren Fremdeiweiß (so genannten Antigenen) zu erkennen. Finden sie solche Eindringlinge, melden sie sie an die Lymphozyten und Killer-Zellen des Körpers. Diese starten gemeinsam einen Gegenangriff: Erstere stellen Antikörper in Form von Plasmazellen her, die die Eindringlinge vernichten können, während die Killer-Zellen selbst Eindringlinge unschädlich machen. Außerdem sind andere weiße Blutzellen (Fresszellen) überall im Blut unterwegs, um die fremden Zellen und Zellbruchstücke aufzufressen.

oder lang in einer Schwächung des Immunsystems äußern, sind ein hektischer, ungesunder Lebensstil, das Rauchen, übermäßiger Alkoholkonsum und zu viel fettes oder süßes Essen sowie Dauerstress durch private und berufliche Belastungen, aber auch UV-Strahlung oder ionisierende Strahlen.

- Sicher ist aber auch, dass es Stoffe gibt, die die Arbeit des Abwehrsystems unterstützen. Dazu gehören die Vitamine, die zellaufbauenden Lipamine (Seite 45), Enzyme und »freundliche« Bakterien, die man im Bedarfsfall in Kapsel- oder Tablettenform einnehmen kann, sowie Heilpflanzen wie der Sonnenhut, Thuja oder der wilde Indigo.

Gehirn und Nervensystem

Das Nervensystem setzt sich zusammen aus dem Zentralnervensystem, zu dem Gehirn und Rückenmark gehören, dem peripheren und dem autonomen oder vegetativen Nervensystem, das die Funktionen der inneren Organe und die Gemütsbewegungen (Weinen, Lachen, Rotwerden) steuert. Ohne die Nerven wäre keine schnelle elektrische Informationsübermittlung im Körper möglich: die so genannten sensiblen Nerven leiten Reize (z. B. von den Sinnesorganen aufgenommene Wahrnehmungen) an das Gehirn weiter, und die motorischen Nerven schicken die vom Gehirn ausgehenden Impulse an die betreffenden Muskeln und Organe. Diese Vorgänge laufen in unglaublicher Geschwindigkeit ab. In Situationen, in denen wir reflexartig handeln, z. B. beim Autofahren, wenn der Lastwagen vor uns plötzlich bremst, wird uns schlagartig bewusst, wie sehr unser Körper ohne unser Zutun »für uns denkt und handelt«.

Das Zentralnervensystem (ZNS)

Gehirn und Rückenmark sind die zentrale Steuerungseinheit unseres Körpers; hier entspringen alle übrigen Nerven. Man schätzt, dass das Gehirn über 3 Milliarden Nervenzellen (Neuronen) verfügt. Sie stehen untereinander in engstem Kontakt, denn jede einzelne Zelle kann bis zu 10 000 Verbindungen zu Nachbarzellen eingehen. Dieses enorm verwobene Geflecht, über das kein anderes Lebewesen verfügt, ist der Schlüssel zur menschlichen Denkleistung.

Die Neuronen gehören zu den empfindlichsten Zellen unseres Körpers. Erhalten sie nicht permanent genug Sauerstoff und Nährstoffe, können sie schnell absterben. Die Nervenzellen unseres Gehirns müssen sich selbst erhalten: Wenn Selbstreinigung und -reparatur der Zelle sich verlangsamen, können die Neuronen nicht mehr ihre vollen Funktionen ausüben.

Aufbau der Nervenzellen

Jede Nervenzelle besitzt einen Kern und an ihrer äußeren Hülle Tausende von Ausläufern, die so genannten Dendriten. Sie stellen Verbindungen zu Nachbarzellen dar und dienen der Kommunikation der Zellen untereinander. All diese Dendriten ranken umeinander wie die Wurzeln alter Bäume im Wald und bilden ein dichtes Geflecht.

Neben den zahlreichen Dendriten besitzt die Nervenzelle auch einen Neuriten. Das ist der Nachrichtenübermittler der Zelle, ein etwas dickerer Arm. Der Neurit gibt Informationen aus seiner Zelle an andere Zellen weiter. Er endet dabei wiederum in vielen kleinen Dendriten, die mit den Nachbar-Nervenzellen verbunden sind. Nachrichten werden über winzige Verbindungspunkte, die Synapsen, in Form von elektrischen Impulsen und chemischen Botenstoffen (Neurotransmittern) übermittelt.

Die Nachrichtenübermittlung geht wesentlich langsamer vor sich, wenn Nährstoffe fehlen. Werden einzelne Dendriten oder Neuriten nicht ständig benutzt und somit »in Schuss« gehalten, sterben sie ab. Genauso schnell können sie jedoch wieder neu gebildet werden, wenn das Gehirn sie braucht und der Körper die nötigen Nährstoffe dazu liefert. Dieses Nachwachsen kommt auch zustande, wenn der Mensch neue Erfahrungen macht oder seine mentalen Fähigkeiten trainiert.

Der Weg zur mentalen Fitness

Sie erinnern sich vielleicht, welche vier Komponenten wir eingangs als Voraussetzung für körperliche Fitness nannten. Es waren Kraft, Ausdauer, Schnelligkeit und Beweglichkeit.

Nicht nur die Leistungsfähigkeit unserer Knochen, Arme und Beine oder unseres Herzens, sondern auch die unseres Gehirns und Nervensystems ruht auf diesen tragenden Säulen. Welche Möglichkeiten wir haben, unsere Gehirnfunktionen mit mentalem Training aktiv zu halten, besprechen wir ab Seite 158.

Auf die optimale Versorgung des Gehirns und einiger anderer Schlüsselorgane mit Nährstoffen kommen wir im nächsten Kapitel zurück.

Wo liegen Ihre körperlichen Schwachstellen?

SKELETT UND MUSKELN

Mangelnde Beweglichkeit

- ○ der Wirbelsäule (Probleme, sich vornüberzubeugen)
- ○ der Halswirbelsäule (Kopf lässt sich nicht mehr in alle Richtungen drehen)
- ○ der Schultergelenke
- ○ der Handgelenke
- ○ der Hüfte
- ○ der Knie

Schmerzen in den Knien, der Hüfte oder den Fußgelenken

- ○ nach leichter körperlicher Anstrengung
- ○ auch in Ruhestellung

Schmerzen in den Gelenken (Hände, Hüfte, Füße, Zehen)

- ○ bei Wetterwechsel
- ○ mit zunehmender Versteifung und Schwellung

Schmerzen im Rücken

- ○ beim Liegen
- ○ bei Bewegung
- ○ bei seelischer Belastung, vor allem im Nacken

Krämpfe in den Muskeln
- O nachts
- O beim Sport

ATMUNG, HERZ UND KREISLAUF
- O Übergewicht
- O häufige Infekte der Atemwege
- O chronische Bronchitis oder Asthma

Kurzatmigkeit
- O bei anstrengenden Tätigkeiten
- O beim Treppensteigen
- O bei Aufregungen
- O Wadenschmerzen beim Laufen
- O Seitenstechen beim Laufen
- O Herzrasen, erhöhter Puls

Blutdruck
- O dauerhaft erhöht (über 165/95 mm Hg)
- O dauerhaft zu niedrig (unter 110/80 mm Hg)

ERNÄHRUNG, VERDAUUNG UND AUSSCHEIDUNG
- O häufiges Sodbrennen

Verdauungsstörungen
- O Verstopfung und Blähungen
- O zu weicher Stuhl, Durchfall
- O Blut im Stuhl
- O Schmerzen beim Stuhlgang

Magenschmerzen
- O auf nüchternen Magen
- O nach fettem Essen
- O bei Aufregung

Harndrang
- O vermehrt nachts
- O auch tagsüber, bei nur tröpfelndem Urinabgang
- O Schmerzen beim Wasserlassen
- O häufige Blasenentzündungen

SINNESORGANE

Sehkraft lässt nach

- ○ ich sehe nicht mehr gut in die Ferne
- ○ ich sehe nicht mehr gut in der Nähe
- ○ Sehstörungen: Flimmern, Blitze, Punkte
- ○ eines oder beide Augen erscheinen getrübt
- ○ Augen sind gerötet und schmerzen
- ○ Gehör hat sich in letzter Zeit verschlechtert
- ○ Ohrgeräusche: Klingeln oder Rauschen
- ○ häufige Schwindelgefühle
- ○ Nase ist häufig verstopft
- ○ Schnarchen
- ○ Zunge hat einen dicken Belag
- ○ auffallender Haarausfall
- ○ splissige Haare und brüchige Nägel
- ○ häufiger oder chronischer Pilzbefall

Hautauffälligkeiten

- ○ flächige Rötung
- ○ schmerzende Pusteln
- ○ Bläschen an den Lippen oder Genitalien
- ○ weißlicher, juckender Ausschlag zwischen den Zehen
- ○ Warzen
- ○ wachsende Muttermale
- ○ Knoten oder Verhärtungen an der weiblichen Brust
- ○ Neurodermitis oder Allergien

HORMONHAUSHALT UND PSYCHISCHE ERKRANKUNGEN

- ○ Kropfbildung
- ○ extreme Gewichtszu- oder -abnahme
- ○ vermehrtes Schwitzen und Durst
- ○ Unlust, Müdigkeit und Antriebsschwäche
- ○ Einschlaf- oder Durchschlafstörungen
- ○ bei Frauen: Probleme mit der Menstruation
- ○ Störungen im Sexualleben

- Unruhe, Herzrasen
- Gereiztheit und Stimmungsschwankungen
- Migräneattacken
- fehlende soziale Kontakte
- starke, ziehende Schmerzen im Gesicht
- Kribbeln unter der Haut
- Ausfälle des Geschmacks- oder Tastsinns

KONSTITUTIONELLE FAKTOREN

Traten in Ihrer Familie gehäuft Krankheiten auf wie Diabetes, Darm-, Prostata-, Gebärmutter- oder Brustkrebs, Hauterkrankungen (z. B. Neurodermitis), Herzinfarkte, Asthma, rheumatische Erkrankungen?
Ja, und zwar:

_____

_____

_____

_____

ERGEBNIS

Das Fazit aus allen angekreuzten Antworten ist: Gehen Sie zum Arzt, lassen Sie sich untersuchen und klären Sie ab, wie Sie gegen Ihre Beschwerden vorgehen können. Wenn Sie Schwachstellen erkannt haben, heißt es hier gezielt Abhilfe schaffen durch eine Änderung Ihrer Lebensweise. Dabei helfen Ihnen die folgenden Kapitel.

Sie haben keinerlei Beschwerden oder nur sehr begrenzte? Prima, dann sind Sie vermutlich Ihrer Topform schon sehr nahe!

Grundbausteine des Körpers: Zellen und Lipamine

Die kleinste lebensfähige Einheit des Körpers ist die Zelle. Insgesamt setzt sich der menschliche Organismus aus vielen Milliarden von Zellen zusammen. In den Aufgabenbereichen und der Größe der einzelnen Zellen bestehen erhebliche Unterschiede, je nachdem, welchem Organ oder Körperteil sie angehören: Rote Blutkörperchen beispielsweise sind kleiner als ein hundertstel Millimeter, während die Arme mancher Nervenzellen über einen Meter Länge erreichen können. Insgesamt gibt es Hunderte verschiedener Zellarten im Körper. Zellen geben auch Stoffe nach außen ab und bilden eine Matrix (Keimschicht), die z. B. beim Knochen mineralisiert, bei der Sehne zugfest und beim Knorpel druckelastisch ist. Alle Zellen, so unterschiedlich sie auch sind, formen gemeinsam mit diesen Gefügen die große Einheit des Körpers: Sie bilden die Gewebe und diese wiederum die Organe und Organsysteme.

Der Aufbau der Zellen

Im Aufbau haben fast alle Zellen, ganz gleich, in welchem Organ des Körpers sie sich befinden und welche Funktion sie ausüben, Gemeinsamkeiten. Jede Zelle besitzt einen Zellkern – die einzige Ausnahme sind die roten Blutkörperchen. Der Zellkern enthält die Informationen zum Bau neuer Zellen, also das genetische Erbmaterial in den Chromosomen, und er reguliert die Eiweißherstellung. Von diesem Kern gehen wichtige Befehle aus, er ist sozusagen die Steuerzentrale der Zelle.

Um den Kern herum befindet sich das Zellplasma. Hier liegen unter anderem auch die Energiezentralen der Zelle: So genannte Mitochondrien erzeugen die Energie, die die Zelle für all ihre Tätigkeiten benötigt. Sie stellt hier Eiweiß her, um verbrauchte Zellteile zu ersetzen, und sorgt auch dafür, dass sie ihre spezielle Form behält und sich nicht verändert. Auch die Umwandlung der ankommenden Nährstoffe (wie Kohlenhydrate, Fette und Eiweiß) und das Bereitstellen von Abfall zum Abtransport finden im Zellplasma statt. Geregelt wird dieser An- und Abtransport der Nährstoffe über die Zellmembran. Sie umschließt das Zellplasma wie eine Haut.

Die Zellmembran

Die Milliarden von Zellen, die unseren Körper bilden, haben alle eine Schutzhülle: die Zellmembran, die nur wenige Nanometer (das sind millionstel Millimeter) dick ist. Sie besteht aus einer doppelten Schicht von Molekülen. Eine solche Doppelmembran bietet Vorteile: Sie verleiht der Zelle eine gewisse Stabilität, gleichzeitig aber auch Elastizität und Aufnahmefähigkeit. Und das ist wichtig, denn in der Zellmembran findet ein großer Teil der Stoffwechselvorgänge des Körpers statt oder wird von hier aus gesteuert.

An der Zellmembran vollziehen sich die Trennung und der Austausch von Stoffen, die für den Körper und all seine Funktionen wichtig sind. Diese Stoffe werden in die Zellen eingeschleust oder aus ihnen entfernt. Ist eine Zelle nicht mehr in der Lage, ihren Abfall nach draußen zu transportieren, geht sie an ihm zugrunde oder erleidet Schaden: Es entstehen so genannte Speicherkrankheiten.

Aufgaben der Zellmembran

In die Zellmembran sind Bausteine eingebaut, die die Arbeit der Zelle erst ermöglichen, die aber allein nicht arbeiten oder existieren könnten. Beispiele hierfür sind Proteine oder Cholesterin. Die Membran bietet durch ihre Struktur diesen Bausteinen einen Platz, wo sie andocken und arbeiten können.

- Wichtig für jede Zelle ist ein chemisches Fließ-Gleichgewicht in ihrem Inneren. Für den Erhalt dieses Gleichgewichts ist unter anderem auch die Zellmembran verantwortlich.
- Jede einzelne Zelle ist stark auf ihre Nachbarzellen angewiesen. Die Zellmembran ist dafür zuständig, andere Zellen ih-

res Verbands zu erkennen, um mit ihnen Signale auszutauschen oder sich mit ihnen zu verbinden. Werden Nachbarzellen nicht als vertraut erkannt, gelten sie automatisch als schädliche Eindringlinge, die wie Krankheitserreger bekämpft werden müssen.

- Reize, die von Nachbarzellen kommen, werden von der Zellmembran dechiffriert und ins Zellinnere weitergeleitet. Ebenso gibt die Membran Informationen aus dem Zellinneren an Nachbarzellen weiter. Sollen zum Beispiel Informationen in das Gehirn geleitet werden, geschieht dies über eine Reihe von Nervenzellen, die in Kooperation diese Information weitergeben. Dieser hochspezialisierte Vorgang, den man als Neurotransmission bezeichnet, ist leider auch anfällig für Störungen. Ein starker Alkoholkonsum setzt beispielsweise die Reaktions- und Arbeitsfähigkeit der Zelle außer Kraft und kann so die Neurotransmission verhindern.

- Auch im Inneren jeder Zelle besitzen die verschiedensten Strukturen, wie etwa der Kern oder die Mitochondrien, eine eigene Membran.

Mit Lipaminen stimmt die »Chemie«

Zu den Bestandteilen einer jeden Zellmembran gehören Lipamine (zu 20 bis 80 %), Wasser (ca. 20 %), Kohlenhydrate (ca. 10 %) und Proteine. Die Lipamine sind dabei für die hohe Beweglichkeit der Zellmembran nötig. Eine Vielzahl von Lipamin-Molekülen bildet das Grundgerüst der Zellmembran. An dieses Gerüst docken weitere Bausteine wie Proteine und Enzyme an, die bei der Übermittlung von Informationen und dem Transport zwischen den Zellen mithelfen.

Je nachdem, um welche Zellen es sich handelt – eine Nervenzelle, Zelle der Lunge oder der Haut –, sind ihre Membranen unterschiedlich aufgebaut; so kann jede Zelle ihrer ganz besonderen Aufgabe nachgehen. Dabei sorgt der Körper dafür, dass jede Zellmembran sehr komplex strukturiert ist, das heißt, dass sie aus möglichst vielen Lipamin-Arten zusammengesetzt ist. Das macht die Zelle funktionstüchtiger und reaktionsschneller.

Chemische Besonderheit des Lipamin-Moleküls

Gibt man Lipamine in eine wässrige Lösung, so gruppieren sie sich zu Flächen. Zwei solcher Flächen lagern sich übereinander: Das liegt an der besonderen Eigenschaft der Lipamin-Moleküle, die an dem einen Ende gut, am anderen schlecht mit Wasser mischbar sind. Mit dem Wasser liebenden Kopfteil ragen sie in das Wasser hinein. Zwei Lipamin-Flächen legen sich dann so aufeinander, dass die Wasser abweisenden Seiten – die Fettsäure-Ketten – sich gegenseitig berühren. So haben diese Seiten der Lipamin-Flächen mit dem Wasser keinen Kontakt. Eine Lipamin-Doppelschicht aus Molekülen ist entstanden.

Was sind Lipamine?

Lipamine sind für unseren Körper lebenswichtige Substanzen. Unter dem Oberbegriff Lipamin (von LIPid/AMINoalkohol) fasst die moderne Wissenschaft eine Gruppe von Grundbausteinen zusammen, die in jeder Zelle unseres Körpers vorhanden sind. Diese Bausteine bezeichnet man auch als Phospholipide. Neue Forschungsergebnisse zeigen, dass Lipamine eine große Bedeutung für unseren Fettstoffwechsel haben – sie sind an vielen Stoffwechselvorgängen beteiligt. Das gilt nicht nur für den menschlichen, sondern auch für den Organismus von Tier und Pflanze.

Jede kleinste Zelle unseres Körpers enthält Lipamine und benötigt davon ständigen Nachschub. Der Körper kann zwar auch selbst Lipamine produzieren, doch oftmals nicht in ausreichender Menge. Der restliche Bedarf muss ihm über die Nahrung zugeführt werden (Tipps hierzu finden Sie ab Seite 59).

Wissenschaftler empfehlen Lipamine als ideale Nährstoffe für alle Menschen, die mental fit bleiben wollen, und besonders für alle Patienten, die eine Diät machen müssen oder die sich von einer Krankheit erholen. Ebenso nutzen Personen, die körperlich oder geistig schwer arbeiten müssen, Lipamine als zusätzliche Energiequelle. In der Sportmedizin wird die Wirkung der Lipamine ebenfalls geschätzt: Regelmäßige Lipamin-Gaben verbessern die Sauerstoffaufnahme des Körpers und damit die Leistungsfähigkeit eines Sportlers.

Wirkung der Lipamine auf das Gehirn

Unser Gehirn beansprucht für seine unablässige Arbeit ein Viertel der insgesamt aus der Nahrung aufgenommenen Nährstoffe. Ein reger Blutkreislauf bringt diese Nährstoffe in das Gehirn, zum Beispiel Aminosäuren und Traubenzucker (Glukose). Auch die Rückenmarksflüssigkeit hilft bei der Ernährung des Gehirns mit: Sie verteilt die Glukose und Salze. Das Gehirn schützt sich mit einer Schranke vor schädlichen Einflüssen aus dem Körper, der so genannten Blut-Hirn-Schranke. Diese lässt nur bestimmte Stoffe zu den Gehirnzellen passieren. Da Hirngewebe viel Fett enthält und auch Fette zum Erhalt der Zellen braucht, können bevorzugt fettlösliche Stoffe, so auch die Lipamine, die Blut-Hirn-Schranke überwinden.

Lipamine erhöhen die Aktivitätsbereitschaft der einzelnen Nervenzellen und die Geschwindigkeit ihrer Nachrichtenübermittlung. Das Gehirn wird durch Lipamine in Schwung gehalten, denn ohne regelmäßigen Lipamin-Nachschub könnten wir uns nichts merken und uns nur schlecht konzentrieren. Die Lipamine, hier insbesondere die Untergruppe Lipamin PS (Seite 51) wirken dem – beim Älterwerden völlig normalen – Abbau der Gehirnleistung entgegen. Sie steigern unsere Leistungsfähigkeit und helfen darüber hinaus beim Stressabbau. Eine gezielte Einnahme von Lipamin PS, das in 100-mg-Kapseln erhältlich ist, lässt uns, wie neueste Untersuchungen in den USA bewiesen, unsere biologische Uhr um Jahre zurückstellen.

Wirkung der Lipamine auf die Leber

Die Leberzellen betreiben einen intensiven Stoffwechsel: Sie wandeln ankommende Nährstoffe um, speichern sie, verwerten sie erneut und setzen wieder Nährstoffe frei. In der Leber werden auch Lipamine produziert. Das Blut, mit dem die Leber arbeitet, kommt zum einen direkt vom Herzen, zum anderen, mit Verdauungsprodukten angereichert, aus dem Magen-Darm-Trakt. Diese Verdauungsprodukte werden von der Leber in Bio-Bausteine umgewandelt, mit dem Blut in die Körpergewebe transportiert und dort weiterverarbeitet.

Die Schutzhülle (Membran) der Leberzellen enthält, wie auch die der meisten anderen Körperzellen, hauptsächlich Lipamine. Sie werden in der Leber zum Teil selbst hergestellt. Die Lipamine ermöglichen es Enzymen, sich hier festzusetzen und ihre Arbeit auszuführen. Enzyme verarbeiten die Nahrung; sie wirken als Katalysatoren im Stoffwechsel.

Die Leber mit ihren Millionen von Leberzellen hat die höchste Menge an Zellmembranen des gesamten Körpers. Deswegen benötigt sie besonders große Mengen an membranaufbauenden Lipaminen, speziell Lipamin PC und PI. Gerade Menschen mit Leberproblemen sollten viele Lipamine mit der Nahrung zu sich nehmen. Eine kranke Leber regeneriert sich durch lipaminreiche Ernährung besonders nachhaltig: Zusätzliche Lipamine verbessern die Leberwerte, bauen des Lebergewebe wieder neu auf und erhalten die Funktionen des Organs aufrecht. Sogar eine fortschreitende Leberschädigung kann durch Lipamine zum Stillstand gebracht werden.

Wirkung der Lipamine auf die Gallenblase

Die Gallenblase liegt in einer Mulde unterhalb der Leber. Ihre Versorgungskanälchen, die Gallenkapillaren, durchziehen ebenso wie feine Blutadern das Gewebe der Leber. Die Galle, eine bittere Flüssigkeit, wird in den Zellen der Leber produziert, dann in der Gallenblase gesammelt und eingedickt. Die Galle besteht aus Gallensalzen, Eiweiß, Fett, Lipaminen, Cholesterin und Mineralsalzen. Sie emulgiert die Fette im Dünndarm in feinste Tröpfchen und gibt sie bei Bedarf ab. Auch zieht sie Nährstoffe wie Cholesterin und fettlösliche Vitamine aus dem Darm. Ist die Gallenblase gerade nicht mit der Verdauung beschäftigt, nimmt sie die in der Leber produzierte Galle auf, dickt sie ein und speichert sie bis zur nächsten Mahlzeit. Überschüssiges Cholesterin in der Leber wird über die Galle entsorgt. Die Gallensalze werden im Übrigen nicht mit ausgeschieden, sondern im Darm zurückbehalten, »recycelt« und immer wieder verwertet.

• Gallensteine sind eine sehr verbreitete Störung dieses Organs. Sie entstehen, wenn nicht genügend Lipamine zur Verteilung des Cholesterins vorhanden sind oder wenn überhaupt ein erhöhter Cholesterinspiegel im Körper herrscht. Das Cholesterin klumpt dann zu Steinen zusammen. Auch starkes Fasten über einen längeren Zeitraum kann zu Gallensteinen führen.

Lipamine und Cholesterin

Ein wichtiger Fettbestandteil im Körper ist das Cholesterin, das ebenfalls im Blut transportiert wird. Der Körper stellt es selbst her, den größten Teil davon in der Leber, er nimmt es aber auch mit der Nahrung auf. Das Cholesterin ist auch als Bestandteil der Zellmembranen wichtig und hilft bei der Produktion von Gallensäuren, Vitamin D (für die Knochenbildung) und einigen Hormonen. Das Cholesterin an sich ist für uns also nicht schädlich, sondern im Gegenteil lebensnotwendig.

Bestimmte Lipamine sind dafür zuständig, das Cholesterin aus den Geweben abzuholen, wenn es dort seine Aufgabe erfüllt hat. Es wird in die Leber zurücktransportiert. So kann es sich nicht in den Arterien ablagern. Bei einem zu hohen Cholesterinspiegel kommt es allerdings für den Körper zu Problemen. Sind nicht genügend Lipamine vorhanden oder leidet der Kör-

Lipamine

Lipamine sind lebenswichtige Bausteine für Struktur und Funktion von Körper und Geist. Sie gehören zur Grundausstattung von Zellen und Geweben, ohne Lipamine gibt es keine Lebensfunktionen. Dies bedeutet, dass für die Aufrechterhaltung der Lebensfunktionen, ganz besonders aber bei erhöhter körperlicher oder geistiger Leistung, ein ständiger Nachschub an Lipaminen erforderlich ist, der einerseits durch die Nahrungszufuhr, andererseits durch die Syntheseleistungen der Zellen gesichert wird. Die chemische Bezeichnung für die Lipamine lautet Phospholipide, da sie zu den fettlöslichen Substanzen zählen und die meisten von ihnen das Element Phosphor enthalten.

Ähnlich wie die Vitamine bilden auch die Lipamine eine Familie verwandter Substanzen, die unterschiedliche Funktionen aufweisen. Die einzelnen Mitglieder der Familie werden mit Doppelbuchstaben bezeichnet, die von ihren chemischen Bezeichnungen abgeleitet sind. Erst in neuerer Zeit sind dank moderner lebensmitteltechnologischer Verfahren diese lebenswichtigen Mikronährstoffe als Naturprodukte einzeln verfügbar geworden, wie z. B.:

Lipamin PC (Phosphatidylcholin) als ein Grundbaustein aller Membranen, aber insbesondere als ein wichtiger Nährstoff, der Schutzfunktionen für die Leberzellen ausübt, oder

Lipamin PS (Phosphatidylserin) als ein wichtiger Nährstoff für das Gehirn, der bei geeigneter Zufuhr kognitive Funktionen wie Konzentration oder Gedächtnis unterstützt.

Auch Lipamin EP mit besonders hohen Anteilen an Omega-3-Fettsäuren ist verfügbar und kann als wertvoller Zusatz zur Säuglings- oder Kleinkinder-Ernährung dienen, wenn es beispielsweise vordringlich um die Ausreifung des Gehirns geht.

Ebenso können Multilipamine (Lipamin PL) eingesetzt werden, die einen positiven Einfluss auf den Lipidstoffwechsel ausüben.

Das Kognitiv-Lipamin PS

Zu den kognitiven Funktionen gehören Wahrnehmen, Denken, Konzentrieren, Erinnern, Vergleichen, Bewerten, Entscheiden etc., d. h. sie beeinflussen tiefgreifend unser Handeln, unser Verhalten. Die kognitiven Funktionen hängen ganz wesentlich von Strukturen und Funktionen des zentralen Nervensystems ab, die wiederum in einem Kommunikationsnetzwerk organisiert sind. Die entscheidenden Komponenten in diesem Kommunikationsnetzwerk sind die Nervenzellen, man spricht aus diesem Grunde auch von neuronalen Netzwerken.

Wesentlich für die Vielfalt der kommunikativen Möglichkeiten und Fähigkeiten im zentralen Nervensystem sind die Verbindungen zwischen den einzelnen Nervenzellen, die als Synapsen bezeichnet werden. An diesen Synapsen werden Informationen zwischen den Nervenzellen ausgetauscht. Je mehr derartige Verbindungen zu anderen Nervenzellen bestehen, umso größer die Vielfalt der kommunikativen Aktivität. Dabei ist zu berücksichtigen, dass die Zahl dieser Verbindungen nicht ein für allemal festliegt, sondern dass sich durch Aussprossen von neuen Nervenverbindungen, so genannten Dendriten, neue Kommunikationsstränge aufbauen können. Ebenso werden aber auch bestehende Verbindungen, wenn sie nicht genutzt werden, wenn die Nervenzellen nicht optimal ernährt sind oder wenn Schadstoffe einwirken, jederzeit wieder abgebaut.

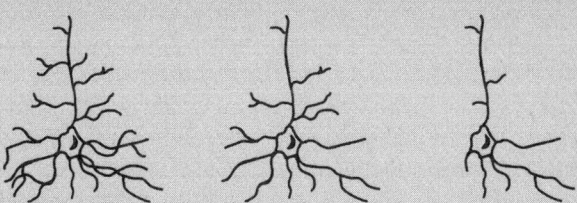

Abnahme der Dendritendichte im Gehirn mit zunehmendem Alter

Durch die Einnahme von Lipamin PS wird die Dendritendichte wieder erhöht, sodass sich die kognitiven Funktionen
signifikant verbessern. In einzelnen Studien konnten kognitive Funktionsverbesserungen erreicht werden, die einem Al-
tersunterschied von zwölf Jahren entsprechen. Insbesondere
wird durch die Einnahme von Lipamin PS die Gedächtnisleistung verbessert.

Natürlich sind diese Wirkungen nur zu erzielen, wenn die
Zufuhr von Lipamin PS konsequent über mehrere Wochen
durchgeführt wird, wie dies übrigens für alle Ernährungs-
maßnahmen charakteristisch ist.

Nebenwirkungen sind in den zahlreichen Studien mit Lipamin PS nie beobachtet worden. Dies ist gerade der Vorteil des
Einsatzes von Mikronährstoffen wie Lipamin PS, an die der
menschliche Stoffwechsel sich über lange Zeiträume ange-
passt hat.

per durch Rauchen, Übergewicht, Diabetes, krankhaft erhöhten
Cholesterinspiegel oder Bluthochdruck, wird das Cholesterin
nicht vom Blut abtransportiert und lagert sich in den Arterien
ab. Zunächst sind das fettige Massen, die später auch Kalk
einlagern können. Das führt nach und nach zu einer immer
stärkeren Arterienverkalkung (Arteriosklerose) bis hin zum
völligen Arterienverschluss. Die Folgen sind Herzinfarkt,
Schlaganfall, absterbendes Körpergewebe oder krankhaft verän-
derte Blutgefäße mit schweren Folgeschäden.

Die Zufuhr von ausreichend Lipaminen beugt normalerweise
solchen Problemen vor. Lipamine verhindern bzw. bekämpfen
einen zu hohen Cholesterinspiegel; die Klumpungsneigung des
Blutes geht zurück.

Bei einer gesunden, lipaminreichen Ernährung sollte also zusätzlich darauf geachtet werden, dass nicht zu viele cholesterinhaltige Lebensmittel auf dem Speiseplan stehen.

- Viel Cholesterin weisen Eigelb, Butter, Schmalz, Hirn, fettes Fleisch, Innereien, Lebertran und Krebstiere auf. Eine speziell cholesterinarme Ernährung sollte auf diese Nahrungsmittel verzichten und möglichst viel Lipamine, Apfelpektin, Ballaststoffe, Vitamin C und E, Magnesium und Kalzium enthalten (vergleichen Sie die Tabellen auf Seite 59 und 62).

Woher bekommt man Lipamine?

Lipamine existieren, wie wir gesehen haben, in allen Zellen der Menschen, Tiere und Pflanzen. Im jungen, optimal leistungsfähigen Organismus werden Lipamine in ausreichender Menge mit Hilfe von Enzymen hergestellt. Diese biochemischen Vorgänge sind jedoch sehr komplex und verbrauchen relativ viel Energie, die wir in zunehmendem Alter und auf Grund des steigenden Anteils giftiger Abbauprodukte in den Zellen nicht mehr ohne weiteres aufbringen.

Wird man älter oder krank, ist der Körper nicht mehr in der Lage, ausreichende Mengen der so wichtigen Lipamine zu produzieren. Man sollte sie dann mit der täglichen Nahrung oder auch in Form von speziellen Lipamin-Präparaten zu sich nehmen. Diese Präparate sind als Kapseln oder Granulat erhältlich.

Lipamine, das Gelbe vom Ei

Wo in der Natur sind nun die Lipamine enthalten, die der Körper so dringend braucht? Wichtige Lipamin-Lieferanten unter unseren Nahrungsmitteln sind beispielsweise Eier, Milch, Bierhefe, Weizenkeime, Leber und Schinken, Getreide und Hülsenfrüchte (ganz besonders Sojabohnen) sowie einige Gemüse.

Zunächst war das Hühnerei als Hauptlieferant für Lipamin bekannt. Es enthält einen besonders hohen Anteil an Lipamin: Im frischen Eigelb sind es etwa 10 %. Eier enthalten jedoch leider auch sehr viel Cholesterin.

Die heute verwendeten Lipamine werden industriell hergestellt und stammen aus pflanzlichen Rohstoffen. Denn auf der

Suche nach einem anderen Lipamin-Lieferanten wurde man im Pflanzenreich fündig. Forscher stießen auf eine Pflanze, die seitdem die Lipamin-Gewinnung in großen Mengen ermöglicht: die Sojabohne.

Wunderpflanze Sojabohne

In nur 100 Tagen von der Saat bis zur reifen Bohne, und dabei ein Höchstgehalt an Eiweiß und Fett – dieser Rekord trug der Sojabohne das Prädikat »Wunderpflanze« ein. Sie dient auf Grund ihrer Vorzüge vor allen anderen Hülsenfrüchten (wie Bohnen und Erbsen) der Deckung des weltweiten Bedarfs an hochwertigem Eiweiß.

Schon vor mehr als 5000 Jahren war die Sojapflanze in China als Fett- und Eiweißlieferant sehr beliebt. Von dort aus startete der Siegeszug der anspruchslosen Pflanze nach Japan und nach Südostasien. Im restlichen Asien, in Südeuropa und in Amerika – vor allem in den USA, Brasilien und Argentinien – verbreitete sich die Kultur der Hülsenfrucht erst im späten 19. Jahrhundert.

Heute gelten die USA (mit 49 % der Weltproduktion), Brasilien (23 %), China (10 %) und Argentinien (6 %) als Haupterzeugerländer der Sojabohne, die besonders in Japan, den Niederlanden und Deutschland reißenden Absatz findet.

Lieferant für Eiweiß und Öl

Die Sojabohne ist, was ihren hohen Nährwert anbelangt, ein äußerst ergiebiges Naturprodukt. Sie besteht aus etwa 40 % Eiweiß und 20 % Fetten sowie etwa 20 % Kohlenhydraten und 6 % Mineralstoffen. Schließlich enthält sie 1–2 % Lipamine; der Rest ist Wasser. Das Eiweiß der Sojabohne ist für den menschlichen Körper besonders gesund und gut bekömmlich. Es liefert dem Organismus ganz bedeutende Nährstoffe, die er selbst nicht herstellen kann – die so genannten essentiellen Aminosäuren. Diese sind »Bausteine« der Proteine, die besonders für den Aufbau von Geweben, Hormonen und roten Blutkörperchen gebraucht werden. Ganz wichtig wird das nahrhafte Sojaeiweiß, wenn man sich fleisch- und fischlos ernährt. Weil dem Körper deswegen wichtige Eiweiße fehlen, sollten sie ihm durch andere Nahrungsmittel zugeführt werden. Sojaprodukte bieten sich hier besonders an, weil sie sehr viel gesundes Eiweiß enthalten. Und das Sojaeiweiß kann, im Gegensatz zum Eiweiß in anderen Lebensmitteln, fast vollständig verdaut werden, ist also viel ergiebiger.

Herstellung der Lipamine

Die Sojabohnen werden gesäubert und geschält, zu Flocken zermahlen und geröstet. Dann wird das Öl von den festen, eiweißreichen Rückständen getrennt und gefiltert. So erhält man einen Grundstoff, das geruchs- und geschmacksneutrale Sojabohnenöl. Dieser Grundstoff wird bei der Produktion von Seifen, Firnis und Glyzerin verwendet. Hauptsächlich stellt man daraus jedoch Soja-Speiseöl und -Speisefett her. Zu diesem Zweck wird das Öl weiter bearbeitet: In aufwendigen Verfahren wird es von den noch darin enthaltenen Vitaminen und Lipaminen getrennt, das heißt gereinigt.

Wertvolle Sojaprodukte

Auf der Basis von Sojaprodukten gekochte Gerichte enthalten extrem wenig Cholesterin und sind recht kalorienarm, was sie auch für Diäten und Krankenkost interessant macht. Das bekannteste Sojaprodukt ist mit Sicherheit der Tofu. Auch die pikante Sojasoße, die als Zutat bei vielen asiatischen Gerichten verwendet wird, erfreut sich bei uns wachsender Beliebtheit. Sie wird aus vergorenen Sojabohnen hergestellt und ist in zahlreichen Geschmacksrichtungen erhältlich. Sojasprossen und Miso (aus Sojabohnenpaste) runden den Speiseplan ab.

Man erhält also neben dem Soja-Speiseöl nun einen wertvollen Rückstand, den Lipamin-Anteil. Das rohe Soja-Lipamin ist eine braune, zähe Masse. Diese wird aufwendig weiterverarbeitet, bis daraus die 98 % reinen Lipamine entstanden sind.

Gesundheit kommt von innen

Was heißt eigentlich »gesund ernähren«? So ungefähr weiß doch eigentlich jeder von uns, wie das aussehen sollte: weniger Fett, weniger Süßigkeiten, überhaupt kleinere Portionen sollen wir essen und natürlich auch nur in Maßen Alkohol trinken ... Leider lassen sich all die guten Vorsätze im Alltag oft nicht umsetzen. Langfristig gesehen ist es jedoch wichtig, im Hinterkopf zu behalten, warum und wie unser Körper von einer gesunden Ernährung profitiert. Denn wenn wir belastbarer, fitter, erfolgreicher werden wollen, kommen wir nicht darum herum, uns Gedanken zu machen, wie wir ein paar Ernährungsgrundsätze in unseren Tagesablauf einbauen können.

Wie uns die Ernährung hilft

In einem Zeitalter, in dem selbstverständlich geworden ist, dass man satt wird, und in dem viele Menschen sogar ängstlich darauf bedacht sind, nicht zu viel zu essen, gerät leicht in Vergessenheit, dass wir unserem Körper Nährstoffe zuführen müssen, um ihn fit zu halten.

Die Ernährung erhält die Grundfunktionen der Organe aufrecht und stellt Reserven bereit für besondere physische oder psychische Belastungen, etwa beim Sport oder Leistungssport, aber auch vor Prüfungen und Vorstellungsgesprächen.

Je nach Bedarf kann man die Nahrung um wertvolle Inhaltsstoffe gezielt bereichern. Gegen einen momentanen Abfall der Leistung oder der Stimmung helfen Vitamine und Lipamine; nehmen Sie sie in Kapselform ein oder essen Sie ein Vollkornbrötchen mit Lachs oder anderem Fisch und Ei und trinken Sie ein Glas Milch dazu, wenn Sie die Kalorien nicht stören.

Nahrung ist Medizin

Das Interesse an gesunder Ernährung ist nicht neu. Schon in der Antike wusste man, dass Nahrung eine wirkungsvolle Medizin sein kann. Die Mahlzeiten sollten nicht nur dem Körper Energie liefern, sondern man wollte mit ihnen seine Gesundheit und sein Wohlbefinden erhalten, Krankheiten vorbeugen oder bereits bestehende Beschwerden heilen. Dass die natürlichen Nahrungsmittel die besten Heilmittel sind, war schon den alten Ägyptern bekannt. Auch in Griechenland und im Römischen Reich setzte man Nahrungsmittel ganz gezielt als Medizin ein. Davon zeugen noch antike Rezepte, die in Papyri oder alten Handschriften nachzulesen sind. Dieses jahrtausendealte Wissen um die Heilkraft der Natur machte man sich in späteren Zeiten zunutze. So griff im Mittelalter die Äbtissin Hildegard von Bingen (1098 bis 1179) auf altüberlieferte Weisheiten zurück, um ihre »Physica« zu verfassen, in der sie die gesundheitserhaltende Heilwirkung von Nahrungsmitteln darstellte.

Neues aus dem Osten

Auch in Asien blickt die so genannte Gesundheitsküche auf eine sehr lange Tradition zurück. Hier weiß man schon seit Urzeiten von der Heilwirkung vieler Pflanzen und Wurzeln, Kräuter und Essenzen.

Die Einführung Gesundheit versprechender kompletter Mahlzeiten schreibt man den Japanern und Chinesen zu. In China haben manche Restaurants ausschließlich Menüs auf dem Speiseplan, die Beschwerden kurieren sollen. Dieses so genannte »funktionelle Essen« gibt es auch in Japan. Dort kann man Gesundheits-Nahrungsmittel schon fertig im Supermarkt kaufen. Einigen Lebensmitteln werden gesundheitsfördernde Substanzen wie ein Impfschutz, verändertes Erbgut, Bakterienkulturen und Mikroorganismen beigemischt; andere werden mit natürlichen Bausteinen wie Milchsäurebakterien, Vitaminen und den gesunden, ungesättigten Fettsäuren versetzt.

Altüberliefertes Wissen, modern ergänzt
Heute können wir nicht nur auf das alte, wertvolle Wissen unserer Vorfahren zurückgreifen. Die moderne Medizin und die Ernährungswissenschaften haben in den letzten Jahrzehnten viele Erkenntnisse gewonnen, die zu einem besseren Verständnis der Vorgänge im Körper beitragen. Man weiß um die Wirkung von Vitaminen, Lipaminen, Spurenelementen und Mineralstoffen, um die schädlichen Auswirkungen von Bakterien und Viren heute genau Bescheid. Die exakten Vorgänge im menschlichen Körper, die bis ins vorige Jahrhundert hinein als Rätsel der Natur galten, wurden mit Hilfe von Rastermikroskopen und schließlich durch die Wissenschaft der Molekularbiologie entschlüsselt. Nicht nur in der Naturheilkunde ist man davon abgekommen, für jede auftretende Mangelerscheinung des Körpers und jede Krankheit gleich »chemische Keulen« zu verschreiben. Auch viele Allgemeinmediziner raten inzwischen, wenn möglich, zu Nahrungsmitteln mit medizinischer Wirkung.

Den ganzen Körper gesund ernähren
Für einen gesunden Menschen ist eine gute Ernährung heute wichtiger denn je. In Zeiten mit vermehrten schädlichen Umwelteinflüssen und häufiger auftretendem Stress sollen Nahrungsmittel nicht nur unseren Hunger stillen, sondern ihre gesundheitsfördernde Wirkung entfalten. Denn die schädlichen Auswirkungen von schadstoffbelasteten Lebensmitteln oder ungesunden Genussmitteln wie Kaffee, Alkohol und Zigaretten müssen dringend ausgeglichen werden. Deswegen ist es wichtig, sich über die grundlegenden biologisch-chemischen Vorgänge im menschlichen Körper klar zu sein. Ebenso sollte man

wissen, wie eine gute, ausgewogene Ernährung aussieht und welchen ungesunden Nahrungsmitteln man besser ausweicht.

Eine gesunde Ernährung muss alle lebensnotwendigen Proteine, Kohlenhydrate, Fette, Lipamine, Vitamine, Mineral- und Ballaststoffe und Flüssigkeit enthalten. Abwechslung im Speiseplan gehört dazu. Auch sollte man darauf achten, dass man nicht zu viel Zucker und Fett zu sich nimmt. Eine Überernährung, also eine erhöhte Energiezufuhr, führt nicht nur zu Übergewicht, sondern gilt auch als mitverantwortlicher Faktor für

---

Lipaminreiche Nahrungsmittel

Im Reformhaus oder im Naturkostladen können Sie einige Nahrungsmittel finden, die Lipamine enthalten, wie z.B. Müslis, Getränke, Brotaufstriche und Instantprodukte. Daneben gibt es Lipamine auch in Kapsel- und in Granulatform zum Streuen übers Müsli oder aufs belegte Brot.

Wollen Sie sich jedoch gerne selbst eine lipaminreiche Mahlzeit zusammenstellen, dann hilft Ihnen die folgende Liste bei der Auswahl.

Fleisch: Rindfleisch und -leber, Kalbshirn, Schinken, Lamm, Kaninchen;

Fisch: Forellen, Hering, Matjes;

Getreide: Weizen, Buchweizen, Weizenkleie;

Gemüse und Rohkost: besonders Sojabohnen, Rhabarber, außerdem Kartoffeln, Erbsen, (Sau-)Bohnen, Schnittbohnen, Linsen, Möhren, Kopfsalat, Kohl, Grünkohl, Weißkohl, Blumenkohl, Champignons, Morcheln, Pfifferlinge;

Obst: Äpfel;

Beilagen: Reis, Eiernudeln;

Samen und Nüsse: Leinsamen, Edelkastanien (= Maronen), Erdnüsse;

Weiteres: Eier (besonders Eigelb), Sojabohnenmehl, Weizenmehl, Butter, Milch, Käse, frische Bierhefe.

Herzkranzgefäßerkrankungen und einige Krebsarten. Andererseits kann eine zu rigoros durchgeführte oder zu einseitig ausgerichtete Diät Mangelerscheinungen hervorrufen, die von körperlichem und seelischem Unwohlsein bis hin zu Unterernährung reichen.

Welche Bausteine wofür?

Die Tabelle auf Seite 62 gibt Ihnen darüber Auskunft, in welchen Lebensmitteln die Nährstoffe bevorzugt enthalten sind, die wir täglich brauchen. Doch schauen wir sie uns zunächst im Einzelnen an:

1. *Proteine (Eiweiß)* gehören mit zu den Hauptbausteinen der Organe und Gewebe. Der Körper braucht sie für Wachstum und Reparatur aller Zellen, zum Beispiel für Haare und Nägel, Haut, Muskeln und innere Organe. Proteine setzen sich jeweils aus einer ganzen Reihe von Aminosäuren zusammen, von denen es insgesamt 20 verschiedene gibt. Zwölf Aminosäuren stellt der Körper selbst her, die übrigen acht müssen ihm mit einer abwechslungsreichen, proteinhaltigen Kost zugeführt werden.

2. *Enzyme* sind chemisch gesehen eine Form von Proteinen, also Eiweiß. Die über 3000 verschiedenen Enzymtypen kann der Körper auch selbst erzeugen. Sie sind für alle chemischen Vorgänge im Körper verantwortlich und beschleunigen diese; unter anderem helfen sie, die Nahrung zu verdauen. Gesunde Mischkost enthält viele Enzyme.

3. *Kohlenhydrate* sind die wichtigsten Energiequellen für unseren Stoffwechsel (das sind die in den Körperzellen ablaufenden chemischen Prozesse). Sie bestehen aus einzelnen Zuckermolekülen. Der Körper braucht z. B. Traubenzucker besonders für die Gehirn- und Nervenzellen. Die besten Kohlenhydratlieferanten sind naturbelassene Nahrungsmittel wie Vollkornprodukte, denn diese enthalten mehr Ballast- und Nährstoffe als z. B. weißer Zucker und helles Mehl.

4. *Fette* sind wichtige Zellbausteine (auch der Nervenzellen) und liefern Energie für den Stoffwechsel. Sie sollten nur ein Drittel der täglichen Nahrung ausmachen. Man unterscheidet zwischen gesättigten Fettsäuren, die in Fleisch und Milchprodukten enthalten sind (daher tierische Fette genannt), und einfach bzw. mehrfach ungesättigten Fettsäuren (pflanzliche Fette).
Zu viele gesättigte Fettsäuren erhöhen den Cholesterinspiegel im Blut, während mehrfach ungesättigte einen senkenden Einfluss haben.

5. *Lipamine.* Zwischen den Fetten und den Vitaminen stehen aus biologisch-chemischer Sicht die Lipamine, die wir bereits ausführlich besprochen haben. Eine Sondertabelle zu den lipaminreichen Nahrungsmitteln finden Sie auf Seite 59.

6. *Vitamine* regeln den Stoffwechsel. Sie sorgen auch für das normale Funktionieren von Gehirn und Nerven, Muskeln, Haut und Knochen. Sie selbst liefern keine Energie, einige von ihnen ermöglichen aber erst die Freisetzung von Energie aus der Nahrung. Eine ausgewogene Ernährung enthält in der Regel ausreichend Vitamine. Weil der Körper nicht unbegrenzt Vitamine speichern kann (und auch nur die fettlöslichen sowie Vitamin B_{12}), muss auf eine regelmäßige Zufuhr geachtet werden.

7. *Mineralstoffe* braucht der Körper für gesunde Knochen und Zähne (Kalzium), die Immunabwehr (Magnesium) und die Nervenbahnen (Kalium, Phosphor). Mineralstoffe wie Eisen, Zink, Jod und Kupfer werden in winzigen Mengen (daher die Bezeichnung »Spurenelement« für den Sauerstofftransport (Eisen), den Stoffwechsel (Zink), die Schilddrüse (Jod) oder das Nervensystem (Kupfer) benötigt. Eine ausgewogene Ernährung enthält in der Regel genügend Mineralstoffe. Kalzium und Eisen müssen gelegentlich ergänzt werden; Natriumchlorid (unser Kochsalz) ist für das Flüssigkeitsgleichgewicht des Körpers erforderlich.

8. *Ballaststoffe* sind die unverdaulichen Teile in der pflanzlichen Nahrung. Für eine gesunde Ernährung sind sie wichtig; ein Mangel führt zu Verstopfung und Darm-Funktionsstörungen. Eine ballaststoffreiche Ernährung (Obst, Gemüse, Vollkornprodukte) verlangsamt unsere Verdauung. Das hat den Vorteil, dass die in der Nahrung enthaltenen Nährstoffe langsam und vor allem gleichmäßig aufgenommen werden können.

9. *Sekundäre Pflanzenstoffe,* das sind z. B. Carotinoide und Flavonoide.

Die wichtigsten Nahrungsbausteine

Proteine (Eiweiß): Eier, Milch und Käse, Fisch und Fleisch, Nüsse und Hülsenfrüchte

Enzyme: Obst und Rohkost, Hefe, nicht erhitzte Gemüsesäfte und ebensolches Getreide

Kohlenhydrate: Obst und Gemüse (Kartoffeln), Getreide und Brot, Naturreis, Milchprodukte, Leber

Fette: gesunde, ungesättigte Fettsäuren in Fisch, Oliven- und Pflanzenöl, Gemüse, Avocados, Nüssen und Pflanzensamen; die eher ungesunden, gesättigten Fettsäuren in Wurst, Vollmilch und Milchprodukten, Butter und (fettem) Fleisch

Vitamine: frisches Obst und Gemüse, Milch und Eier, Pflanzenöl, Getreide und Getreideprodukte, Fleisch und Fisch, Bierhefe

Mineralstoffe: Mineralwasser, Milch und Milchprodukte (Käse), Obst und Gemüse, Hülsenfrüchte und Nüsse, Sesamkörner und Sonnenblumenkerne, Vollkornreis und Weizenvollkornprodukte, Geflügel, Fleisch und Fisch

Ballaststoffe: Obst und Gemüse, Vollkornbrot und -nudeln

Flüssigkeit: Mineralwasser, isotonische Getränke, Obst und Obst-/Gemüsesäfte

10. *Wasser* ist die Grundlage jeden Lebens. Unser Körper besteht zu 60 % aus Wasser, das Gehirn sogar zu 90 %! Für unseren Stoffwechsel, die Verdauungsfunktionen und die Arbeit des Nervensystems ist Wasser ganz wichtig; auch die Blutmenge im Kreislauf hängt von der Wasserzufuhr ab. Wir sollten daher täglich etwa zwei Liter dieses wichtigen Nährstoffs trinken.

Gezielte Ernährung

Bei einer normalen, regelmäßigen Ernährung muss man sich nicht über jedes Spurenelement und jeden Mineralstoff den Kopf zerbrechen. Die meisten in den Tabellen angegebenen Nahrungsmittel nehmen wir ohnehin täglich zu uns, und sie enthalten Vitamine, Mineralstoffe, Proteine und alle übrigen Substanzen in ausreichender Menge. Über die richtige Ernährung nachdenken sollte man, wenn es Probleme infolge einer Diät gibt, wenn man beispielsweise öfter allzu viel Süßes mit Heißhunger verschlingt und sich dann wundert, warum man unreine Haut bekommt oder einen »Schwimmreifen« rund um den Bauch ansetzt, oder wenn die Gedächtnis- und Konzentrationsleistung in letzter Zeit spürbar nachgelassen hat. Eine gezielte Ernährung können wir im Rahmen einer allgemeinen Leistungssteigerung für die folgenden bereits besprochenen Organsysteme empfehlen.

Nahrung fürs Gehirn

Hier sollte man darauf achten, besonders die folgenden Nährstoffe zu sich zu nehmen: das Lipamin PS (z. B. in Kapselform, aus Sojaextrakten), die Lipamine PC und PI (in Bierhefe, Getreide) sowie ungesättigte Fettsäuren (in Fisch, Pflanzenölen, Nüssen und Samen). Die Lipamine unterstützen Erinnerungsvermögen und Lernfähigkeit sowie Stressbewältigung. Auch ein altersbedingtes Nachlassen von Gehirnleistungen kann mit ihnen ausgeglichen oder gar verbessert werden; selbst bei Patienten mit Alzheimer-Krankheit, die von einer Degeneration der Großhirn-Rinde gekennzeichnet ist, sind bei ausreichender Ernährung mit Lipaminen gute Erfahrungen gemacht worden.

Nahrung für die Nervenzellen

Hier sind in erster Linie wieder die Lipamine PC und PI zu nennen. Als wichtige Bestandteile der Nervennahrung fördern sie die Funktion und Aktivierung der Nervenzellen sowie die Weiterleitung von Botschaften. Lipamin PC benötigt der Körper hier besonders für die Schutzhülle, die die Nerven umgibt. Das in ihr enthaltene Cholesterin wird mit Lipamin PC geschmeidig gehalten.

Nicht nur Lipamin PC und PI, auch Kalzium ist Balsam für unsere Nerven. Sie alle sind in einem Glas frischer Buttermilch oder einem Stück Avocado enthalten.

Nahrung für die Leber

Neben den Lipaminen PC und PI benötigt unsere Leber besonders Karnitin (in Muskelfleisch) und viele Proteine (in Fleisch, Fisch und Geflügel, Eiern und Sojaprodukten, Hülsenfrüchten und Samen). Ideale Nahrungsmittel für die Leber sind Artischocken und Löwenzahn.

Nahrung für das Abwehrsystem

Funktioniert das Immunsystem nicht richtig, können Krankheiten ausbrechen oder Allergien auftreten. Den besten Schutz vor Krankheiten bietet ein Immunsystem, das mit ausreichend Vitamin C versorgt wird. Essen Sie dazu Jogurt mit Bakterienkulturen, und bevorzugen Sie bei einem schon geschwächten Immunsystem Zwiebeln und Knoblauch, Paprika, Spinat und Rote Bete. Sehr hilfreich sind erhöhte Gaben von Lipaminen: Sie verbessern die Immunkraft unserer Zellen auf das Niveau junger Menschen, deren Abwehrsystem noch viel besser arbeitet.

Einfache Regeln für den Alltag

Das Wohlbefinden des Körpers hängt in hohem Maß von der richtigen Ernährung ab. Doch genügt es nicht zu wissen, welche Nährstoffe dem Körper zuträglich sind. Wichtig ist auch, diese Stoffe in der richtigen Menge und Kombination zu sich zu nehmen. So schädlich es ist, zu wenig Vitamine zu sich zu nehmen – auch mit einem Zuviel tun wir unserem Körper nichts Gutes. Bei der Ernährung gilt fast in allen Fällen: »Weniger ist mehr.«

Wenn wir von einer durchschnittlichen Ernährung (das heißt keiner Diät oder speziellen Krankenkost) ausgehen, sind folgende einfache Grundregeln zu beachten:

- Essen Sie lieber fünf kleine Mahlzeiten pro Tag als drei üppige. Besonders das Gehirn ist auf eine kontinuierliche Versorgung mit Nährstoffen angewiesen; bei zu langen Pausen macht es gerne einmal schlapp (Müdigkeit, schlechte Konzentration, Leistungsabfall).
- Ersetzen Sie eine Mahlzeit durch einen Jogurt, frisches Obst oder ein Müsli.
- Besonders abends empfiehlt sich eine kleine, leichte Mahlzeit statt üppigem Essen; kurz vor dem Schlafengehen sollte man nichts mehr zu sich nehmen.
- Etwa die Hälfte der täglich konsumierten Kalorienmenge sollte aus Kohlenhydraten stammen; möglichst aus Getreide, Obst, Gemüse und Kartoffeln.
- Jede warme Mahlzeit sollte Gemüse oder Rohkost und Salat umfassen (Ballaststoffe!).
- Ersetzen Sie Reis, Nudeln und Weißbrot öfter durch entsprechende Vollkornprodukte (Vollkornreis und -nudeln), weißen Zucker durch braunen.
- Ersetzen Sie cholesterinhaltige Butter und tierische Fette (Schmalz) durch hochwertige Pflanzenfette (Pflanzenöle, besonders Soja- und Olivenöl), in denen noch alle Vitamine und Lipamine enthalten sind. Bevorzugen Sie Nahrungsmittel

mit ungesättigten Fettsäuren (Fisch, Gemüse) statt solche mit gesättigten Fettsäuren wie Wurst, Fleisch, Käse und Milchprodukte.

- Die Menge an Fleisch, Fisch und Eiern, die man pro Tag isst, sollte höchstens ein Zehntel der gesamten Nahrung umfassen. Täglicher Fleischkonsum ist im Übrigen nicht unbedingt zu empfehlen. Kochen oder braten Sie statt Fleisch lieber ab und zu Fisch, ein Tofugericht oder einen Gemüseauflauf.

- Wenn Sie Ihrem Heißhunger nach Kuchen, Torten und Süßigkeiten öfter mal standhalten, tun Sie Ihrem Körper (und der Linie!) etwas Gutes.

- Verzichten Sie möglichst auch auf den übertriebenen Konsum der Genussmittel Alkohol, Kaffee und Zigaretten. Zu allem Übel verbrauchen diese nämlich noch Vitamine im Körper. Nikotin schwächt die Sauerstoffaufnahme des Gehirns stark; Alkohol belastet unter anderem die Leber und führt dort zu erhöhten Fettablagerungen und schließlich zur Zerstörung der Leberzellen.

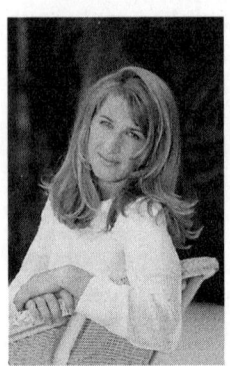

Meine Lieblingsessen

»Ich esse am liebsten Japanisch, vor allem Sushi, aber auch ›Shabu Shabu‹, das ist ganz dünn geschnittenes, mit Gemüsestreifen gegartes Rindfleisch. Aber auch italienische Küche mag ich sehr. Pasta in allen Variationen kann ich nicht widerstehen, am liebsten mit einer gut gewürzten Sahne-Tomatensoße; dazu ein großer gemischter Salat!

Ich halte keinen speziellen Ernährungsplan ein. Allerdings achte ich darauf, wenig Fleisch zu essen – auf Schweinefleisch verzichte ich ganz – und esse dafür umso mehr Gemüse, Salate und Obst.«

Die Ernährung des Sportlers

Für den Erfolg eines Sportlers sind ein regelmäßiges Training, die richtige Vorbereitung des Wettkampfs und eine positive mentale Einstellung genauso wichtig wie eine gesunde Ernährung. Mit der Kraft des mentalen Trainings und dem Erreichen persönlicher Bestleistungen werden wir uns noch eingehend beschäftigen. Schauen wir uns zunächst einmal die speziell auf die Bedürfnisse des Sportlers abgestimmte Ernährung an. Deren Bedeutung wird gerade von Hobbysportlern oft unterschätzt. Dabei kann jeder Sporttreibende seine Leistung um bis zu 15 % steigern, wenn er seine Ernährungsgewohnheiten umstellt und sich ganz gezielt mit Energie und Nährstoffen versorgt.

Müsli-Rezept

Müsli ist das beste Frühstück, da es lange sättigt und Sie mit genug Vitaminen und Mineralstoffen für den Vormittag versorgt. Natürlich gibt es in Supermärkten und Reformhäusern eine ganze Reihe fertiger Müslimischungen, oft mit so verlockenden Zusätzen wie Schokosplittern oder Kokosflocken. Ein frisches Müsli können Sie jedoch ganz einfach selbst zubereiten. Nehmen Sie beispielsweise 3–4 Esslöffel Hafer. Im Gegensatz zu anderen Getreidearten reicht es, ihn eine Viertelstunde in Wasser quellen zu lasen. Den Hafer mit etwas Milch aufgießen oder ein paar Löffel Joghurt beigeben und nach Bedarf mit Rosinen, Honig oder Sirup süßen.

Ein Plus an Energie

Eine regelmäßige sportliche Betätigung erhöht den Grundumsatz unseres Körpers deutlich, auch in den Ruhezeiten. Das heißt, als Sportler hat man mehr Bedarf an Energie; auf der anderen Seite lernt der Körper aber auch, die Nährstoffe besser auszunutzen. Für alle Sportler gilt daher: Der Körper braucht viele Kohlenhydrate, Eiweiße und gesunde Nährstoffe, aber weniger Fett. Und er braucht viel mehr Flüssigkeit als sonst (etwa einen Liter mehr pro Stunde Aktivität), denn er verliert durch das Schwitzen eine Menge Wasser.

Achten Sie als Sporttreibender auf ein ganz bestimmtes Verhältnis zwischen den einzelnen Nährstoffen: Etwas 55 bis 60 % der gesamten Nahrung sollten Kohlenhydrate sein, 25 bis 30 % Fett und 10 bis 15 % Eiweiß.

- Die Versorgung des Körpers mit Kohlenhydraten steht an erster Stelle. Ganz wichtig ist Brot, außerdem sollten Getreideflocken, Müsli, Reis, Teigwaren und Kartoffeln in der täglichen Nahrung enthalten sein. Gut sind auch Gemüse wie Möhren, Erbsen und Mais und natürlich frisches Obst (auch mal im Müsli, im Pudding oder als Obstsalat).
- Wichtig für Sportler und Fitnessbewusste sind Milch und Milchprodukte, denn sie enthalten leicht verdauliches Milchfett und hochwertiges Eiweiß, Kalzium und Vitamin B_2. Auf diese Produkte sollte man dann aber kurz vor dem Sport, wegen des hohen Fett- und Eiweißgehalts, verzichten.
- Kurz vor dem sportlichen Einsatz ebenso wie in den Pausen zwischendurch empfehlen sich Müsliriegel (die fettarm sind), auch Fruchtschnitten, Kekse mit Trockenfrüchten, Vollkorngebäck oder Knäckebrot. Für den Durst in den Pausen empfehlen sich kohlenhydrathaltige Getränke mit isotonischem Charakter (gibt es fertig zu kaufen; sie enthalten Mineralstoffe und Zucker im selben Verhältnis wie unser Blut).

Gute Kondition für jeden

Aktives Bewegungstraining – also eine Sportart, die Ihnen Spaß macht und die zu Ihnen passt – ist einer der Grundpfeiler zur persönlichen Bestform. Auch die beste Ernährung wird Sie nicht allein topfit machen können, wenn Sie sich nicht außerdem bewegen. Das gilt natürlich in besonderem Maße für alle, die einer so genannten sitzenden Betätigung nachgehen, aber auch für Studenten und alle älteren Semester, die nach langem Bewegungsmangel »eingerostet« sind.

Harmonie von Körper und Geist

Sind Körper und Geist miteinander im Einklang, fühlen wir uns rundum wohl. Dazu braucht unser Körper die Möglichkeit, sich öfters richtig zu bewegen oder »auszutoben«. Das kennen wir ja alle: Wenn wir lange Zeit still sitzen mussten, zum Beispiel bei einer Fernreise im Flugzeug, möchten wir uns danach so richtig dehnen und strecken und uns die Füße vertreten.

So geht es unserem Körper eigentlich jeden Tag, auch wenn wir das nicht immer so deutlich wahrnehmen. Die richtige Sportart verschafft uns Bewegung, Freude und körperliches Wohlbefinden – und das beeinflusst unsere Stimmung positiv. Richtig ausgeführte, gesunde Bewegungen bewirken, dass wir den Einklang zwischen unserem Körper und unserem Geist spüren, dass wir uns psychisch wohl fühlen. Hat man einmal dieses Gefühl erlebt, stellt man sich nicht mehr vor jeder Trainingsstunde die Frage, ob man heute Lust hat, Sport zu machen oder nicht. Denn das positive Lebensgefühl, das entsteht, wenn wir uns in unserem Körper so richtig wohl fühlen, zieht uns fast magisch ins Fitness-Studio, in die Halle oder auf den Sportplatz.

Ein leistungssteigernder Effekt

Eine regelmäßige körperliche Betätigung ist aber nicht nur für unser Wohlbefinden von größter Bedeutung. Auch unser Gehirn profitiert davon ganz erheblich. Denn durch die Bewegung wird es mit dem wichtigen Sauerstoff versorgt, der unsere »grauen Zellen« besser funktionieren lässt. Wer sich nicht gut konzentrieren kann oder unter seinem schlechten Gedächtnis leidet, hat oftmals schlicht sein Gehirn vernachlässigt, d. h. ihm die lebenswichtigen Nährstoffe einer ausgewogenen Ernährung und den so nötigen Sauerstoff vorenthalten. Da braucht man sich schließlich über mangelnde Konzentration nicht mehr zu wundern. »Leistung bringt Leistung« – ausreichende Bewegung, vorzugsweise an der frischen Luft, ist also nicht nur für unseren Körper und das Wohlbefinden, sondern auch für unsere mentalen Leistungen von großer Bedeutung.

Wo fange ich an?

Wichtig ist für Sie vor allem, dass Sie die Sportart wählen, die zu Ihnen passt. Dazu wollen wir Ihnen die gängigsten Sportarten vorstellen und Ihnen mit einigen Erläuterungen dabei helfen, die richtige auszusuchen. Haben Sie sich dann entschieden, folgt der nächste Schritt: Wie fange ich den neu gewählten Sport an? Denn wie überall im Leben kommt es auch hier darauf an, seine eigenen Fähigkeiten und Möglichkeiten zu erkennen, aber auch seine Grenzen wahrzunehmen.

- Hören Sie auf Ihren Körper, und berücksichtigen Sie seine Schwachstellen oder Krankheiten. Hatten Sie z. B. schon einmal Probleme mit den Bandscheiben oder Gelenken? Dann achten Sie auf diese gefährdeten Körperpartien, und wählen Sie eine Sportart, die sie nicht übermäßig strapaziert. Sonst schaden Sie sich mehr, als dass Sie sich Gutes tun! Im Zweifelsfall sollten Sie den Hausarzt über Ihre Pläne informieren und ihn um seine Meinung bitten.

Ganz langsam beginnen

Beginnen Sie einen neuen Sport immer langsam, und steigern Sie sich dann allmählich. Wenn Sie jahrelang keinen Sport mehr gemacht haben und gar nicht wissen, wie ein Gymnastikraum von innen aussieht, ist es völlig falsch, ab sofort fünf Tage in der Woche zum Fitness-Training zu gehen. Sie werden Ihren Körper damit überfordern und einen so großen Muskelkater bekommen, dass Sie nicht mehr laufen können. Im schlimmsten Fall ziehen Sie sich eine Verletzung oder Zerrung zu. Nach spätestens zwei Wochen wird Ihnen das Ganze schon zu viel, und Sie sagen sich vielleicht: »Das war nicht das Richtige für mich« oder »Sport liegt mir eben doch nicht.« Schade – hätten Sie auf die Signale gehört, die Ihr Körper Ihnen gibt, hätten Sie die Überlastung rechtzeitig bemerkt.

Bedenken beiseite räumen

- Trauen Sie sich nicht, Sport zu treiben, weil Sie sich zu dick und ungelenk fühlen? Bedenken Sie: Regelmäßige körperliche Bewegung wird Ihnen sicher helfen, Gewicht zu verlieren und an den »richtigen Stellen« Muskeln aufzubauen. Wählen Sie auch hier zunächst eine Sportart, die Ihre Schwierigkeiten berücksichtigt (z. B. Joggen und Rad fahren kann man auch in bequemen Anzügen, die nicht jedes Speckröllchen an der Hüfte gnadenlos zur Schau stellen). Und lassen Sie sich nicht von eifrigen »Sportskameraden« belehren, ob Ihre Leistungen gut oder schlecht sind – Hauptsache, Sie haben Spaß, fühlen sich hinterher wohl und verbuchen auf die Dauer kleine Erfolge. Wenn Sie dann eines Tages Ihre »Bikinifigur« erreicht haben, kaufen Sie sich stolz einen knappen Badeanzug oder die erste eng sitzende Aerobic-Hose.
- Zögern Sie, Sport zu treiben, weil Sie sich für das Lernen einer neuen Sportart zu alt fühlen? Es ist nie zu spät, damit anzufangen! Wir sollen einfach in Schwung bleiben. Besonders ab dem 40. Lebensjahr ist Sport ganz wichtig, denn etwa ab diesem Zeitpunkt fängt der Körper an, Muskeln abzubauen und in Fett umzuwandeln. Gerade wenn man älter wird, ist es also von Bedeutung, sich fit zu halten und auf diese Weise einer schlechten Kondition, Arteriosklerose, einem Herzinfarkt oder Gehirnschlag und anderen Problemen vorzubeugen.

Superwirkung auf den gesamten Organismus
Der Körper dankt Ihnen die regelmäßige Bewegung auf seine Weise: Er fühlt sich gut, sein Immunsystem ist gestärkt, und Sic werden nicht mehr so oft krank. Sie müssen sich nicht länger

schämen, weil Sie schon nach der kleinsten Treppe furchtbar schnaufen und die Kollegen Ihre schlechte Kondition bespötteln. Sie stärken Ihre Muskeln und Knochen und verhindern so, dass Gelenke und Bänder sich vorzeitig abnützen. Körperliche Betätigung ist ebenso wichtig für die inneren Organe; sie fördert und stärkt den Stoffwechsel sowie den Kreislauf. Der gesamte Körper wird besser durchblutet, was auch die Gefahr einer Arterienverkalkung verringert. Sie werden ausdauernder – und das gilt nicht nur für Ihren Körper, sondern auch für Ihren Geist.

Kleine Selbstbefragung vorab

Betrachten Sie nun einmal Ihre eigenen sportlichen Aktivitäten, und geben Sie Antworten auf die folgenden Fragen:

- Wie oft in der Woche treiben Sie Sport: gar nicht, einmal, oder zwei- bis dreimal?
- Wenn Sie keinen Sport treiben: Wie oft in der Woche bewegen Sie sich an der frischen Luft, wie zum Beispiel beim Spazierengehen oder Radfahren?
- Oder sind Sie beruflich starker körperlicher Belastung ausgesetzt?

Das richtige Maß finden

Wenn Sie zwei- bis dreimal in der Woche Sport treiben, ist das ideal, um Körper und Geist fit zu halten. Sie steigern Ihre Ausdauer, setzen Muskeln an und werden schon bald spüren, dass sich Ihre Kondition merklich verbessert hat. Auch ein eventuelles Übergewicht wird sich reduzieren. Wenn Ihnen oft die Zeit oder Lust fehlt, Sport zu treiben, sollten Sie trotzdem einmal die Woche an Ihren Körper denken.

Schon Sport einmal pro Woche hält fit, auch wenn das für eine wesentliche Konditionssteigerung oder zum Abnehmen nicht ausreicht. Und wenn Sie stattdessen zwei- bis dreimal pro Woche mindestens eine halbe Stunde zügig spazieren gehen, trainieren Sie Herz und Kreislauf und reduzieren Ihr Gewicht.

Wenn Sie jedoch durch Ihren Beruf ohnehin einer stärkeren körperlichen Belastung ausgesetzt sind, braucht Ihr Körper am Abend und am Wochenende eher etwas Erholung. Üben Sie eine recht einseitige körperliche Tätigkeit aus, sollten Sie eine Sportart wählen, die gezielt andere Körperpartien beansprucht und trainiert. Falls Sie in der Auflistung ab Seite 76 nicht das Richtige für sich finden, können Sie sich in einem Fitness-Studio erkundigen, welche gezielten Übungen man in Ihrem Fall empfiehlt.

Wie belastbar sind Sie?
Machen Sie anhand der folgenden zehn Fragen zunächst eine Bestandsaufnahme Ihrer Einstellung zu Bewegung jeder Art. Sie soll Ihnen Aufschluss darüber geben, wie gut Ihre Kondition im Augenblick ist und wo Ihre Schwachstellen liegen.

1. Können Sie eine Treppe in den zweiten oder dritten Stock hochsteigen, ohne völlig aus der Puste zu geraten?
   O Ja O Nein

2. Wählen Sie öfter die Treppe statt den Aufzug?
   O Ja O Nein

3. Können Sie Ihrem Bus 10, 20 Meter hinterherlaufen? Oder schaffen Sie das schon deswegen nicht, weil Sie befürchten, völlig außer Atem zu kommen? O Ja O Nein

4. Bewältigen Sie eine kleine Radtour, bei der Sie auch mal »Gas geben« und nicht nur gemütlich dahinzockeln?
   O Ja O Nein

5. Haben Sie einen gewissen sportlichen Ehrgeiz, der Sie manchmal denken lässt: »Jetzt lasse ich mich nicht abhängen/unterkriegen, das schaffe ich auch noch!«
   O Ja O Nein

6. Können Sie bei Radtouren Steigungen ohne absteigen zu müssen bewältigen?   O Ja   O Nein

7. Holen Sie sich Ihre Getränke selber? (Oder lassen Sie jedes Mal den Getränkezusteller kommen?)   O Ja   O Nein

8. Lassen Sie oft das Auto stehen und erledigen kleinere Einkäufe mit dem Fahrrad oder zu Fuß?   O Ja   O Nein

9. Gehen Sie manchmal schneller zum Einkaufen oder zu einem Termin, weil Sie in Eile sind?   O Ja   O Nein

10. Haben Sie nach ein bis zwei Stunden Wandern schon Probleme mit den Knien?   O Ja   O Nein

Auswertung

Haben Sie bei den meisten der Fragen 1 bis 9 mit »Nein« geantwortet, wäre es dringend an der Zeit, sich sportlich zu betätigen. Nicht nur, dass es Ihnen gut täte – manche Menschen entwickeln geradezu Strategien, jeder noch so geringen Anstrengung aus dem Weg zu gehen. Die Folge ist dann, dass schon kleinere Belastungen immer anstrengender werden, da man sich ja nie übt. Geben Sie sich einen Ruck, um aus diesem Teufelskreis auszubrechen!

Frage 10 geht dagegen in eine andere Richtung: Wenn Sie schon nach kürzerer sportlicher Betätigung Schmerzen verspüren, sollten Sie dringend Ihren Arzt konsultieren. Hier geht es nicht um Faulheit, sondern um ernsthafte Schwierigkeiten, die behandelt werden sollten.

Bewegung gegen Stress

Mediziner haben herausgefunden, dass regelmäßige sportliche Aktivitäten einen besseren Umgang mit Stress oder anderen belastenden Faktoren bewirken. Sport hat einen entspannenden, ausgleichenden Einfluss auf unseren Körper und unser Gemüt. Jeder Mensch reagiert individuell auf Stress. Der eine arbeitet unter großem Zeitdruck besonders effektiv; er schätzt das Gefühl, herausgefordert zu werden und Schwierigkeiten bewältigen zu können. Nur dann hat er am Abend das Gefühl, auch etwas geleistet zu haben. Den anderen lähmt dagegen der Gedanke an einen näher rückenden Termin, den er vielleicht nicht einhalten kann. Er wünscht sich sehnlichst, seiner Arbeit in Ruhe nachgehen zu können, weil er dann viel produktiver ist. Doch die Menge an Stress, der man im täglichen Leben ausgesetzt ist, kann man sich meist nicht aussuchen. Stress ist ein Teil unserer modernen Gesellschaft. Lässt er sich nicht vermeiden oder einschränken, müssen wir versuchen, mit ihm besser umzugehen und ihn vielleicht sogar positiv zu betrachten. Vergleichen Sie bitte auch unsere Sonderseiten zum Thema Stress (Seite 137).

Der richtige Sport für jeden Stresstyp

Sport zu treiben ist ein guter Weg, mit dem täglich erlebten Stress umzugehen. Sind Sie unsicher, welchen Sport Sie wählen sollen? Dann ist Ihre persönliche Reaktion auf stressige Situationen eine wichtige Entscheidungshilfe. Hier lassen sich schon die beiden Extreme von Menschentypen unterscheiden.

- Sind Sie im Alltag meist bereit, anderen Ihre Meinung zu sagen und dafür auch mal einen Streit zu riskieren? Schreien Sie auch mal los im Zorn? Dann kommt für Sie eher eine aktive Sportart in Frage. Wer Herausforderung, Spannung und Action liebt, wird am Wochenende zum Mountainbiking, Klettern oder Snowboarding in die Berge fahren und auch hier Aktivitäten suchen, die ihm den »Kick« bringen. Basketball oder Fußball, Karate oder Taekwondo, Joggen oder Squash helfen, das in Stress-Situationen freigesetzte Adrenalin auf gesunde Weise abzubauen.
- Oder sind Sie ein ruhiger, zurückhaltender Typ, der um des

lieben Friedens willen auch mal eine Ungerechtigkeit einsteckt und der lieber den Raum verlässt, bevor er sich auf einen Streit einlässt? Dann kommt für Sie eher eine ruhige und kreative Sportart in Frage, mit der Sie sich am Abend oder am Wochenende erholen, entspannen und die Alltagsbelastungen von sich werfen können. Als Sportart empfehlen wir Ihnen dann Yoga, Tanzen, Wandern oder Schwimmen.

Wechseln zwischen Anspannung und Entspannung
Die genannten Beispiele sind vielleicht Extreme. Die meisten von uns finden sich irgendwo in der Mitte wieder, d. h., sie möchten sich beim Sport entspannen, aber auch gefordert werden. In jedem Fall aber gilt: Wenn Sie im Berufs- oder Familienleben (nach Ihrem eigenen Empfinden) regelmäßig unter Stress oder starker Belastung stehen, so ist es für Sie ganz wichtig, sich zum Ausgleich körperlich zu bewegen. Die durch den Stress angesammelten Energien und Spannungen können so abgebaut werden, Körper und Geist erholen sich. Nach einer schweißtreibenden Stunde im Fitness-Center fühlt man sich körperlich und geistig meist besser als vorher. Schlagen Sie aber auch sonst im Alltag bewusst Strategien ein, um Ihre Gesundheit zu fördern. Dazu gehören neben Bewegung im Freien eine ausgewogene Ernährung, genügend Schlaf und regelmäßige Entspannungszeiten. Auch zum Zeitunglesen zu Hause auf dem Sofa muss genügend Zeit sein.

Übersicht: Die gängigsten Sportarten
Wir wollen Ihnen jetzt helfen, für sich den richtigen Sport zu entdecken oder, falls Sie schon einen Sport ausüben, zu überprüfen, ob er für Sie und Ihren Körper wirklich geeignet ist. Gehen Sie zunächst einmal »in sich« und versuchen Sie, Antworten auf folgende Fragen zu finden. Das wird Ihnen wahrscheinlich die Entscheidung für eine der Sportarten erleichtern, die wir auf den nächsten Seiten vorstellen. Überlegen Sie sich:

- Welche Ziele verfolgen Sie im Leben? Welche Fitnessziele stecken Sie sich?
- Wollen Sie sich beim Sport verausgaben oder eher in sich gehen und ruhig entspannen?
- Falls Sie schon Sport treiben: Haben Sie bei oder nach dem Sport Schmerzen oder Verspannungen in bestimmten Körperzonen (in Muskeln, Gelenken)?
- Üben Sie einen recht einseitigen Beruf aus (viel Sitzen im Büro, am Computer) und benötigen daher abends einen körperlichen Ausgleich gegen Verspannungen?
- Welche Körperbereiche (Rücken, Schultern, Beine, Verdauung) sind verspannt oder belastet?
- Interessieren Sie sich mehr für Sport in der Gruppe (z. B. Fuß- und Volleyball, aber auch Kampfsportarten) oder für einen Individualsport wie Joggen, Yoga, Rudern oder Skilanglauf?

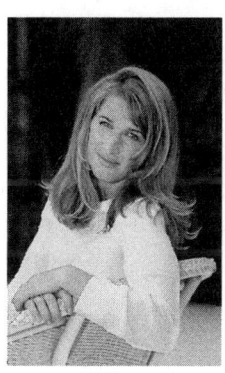

»Für mich fängt Sport erst an, wenn man auch aus der Puste kommt. Dies gilt auch für Ausgleichssport.

In meiner Jugend habe ich gerne Basketball gespielt, dazu komme ich heute natürlich nicht mehr.

Beim Tennis hat man den großen Vorteil, dass man diesen Sport bis ins hohe Alter ausüben kann, sodass sich langjährige Freundschaften ergeben können. Gemeinsame sportliche Betätigung und die sich hieraus ergebende Geselligkeit sind ja gerade für ältere Menschen besonders wichtig, um der Vereinsamung vorzubeugen.«

Aerobic
Aerobic wird als Mischung aus Gymnastik und Tanzelementen zu Pop- oder Rockmusik betrieben. In erster Linie dient es auf unterhaltsame Art dem Erhalt der Fitness. Ein Trainer leitet die

Gruppe an. Andere Bezeichnungen sind u. a. Aerobic Dance, Low-Impact Aerobic, High-Impact Aerobic oder Stretching.

Trainingseffekt: Aerobic kräftigt gleichmäßig alle Muskeln des Körpers. Es verbessert die Ausdauer und Koordination.

Vorteile: Da das Drumherum (unterhaltsame Musik, bunte Anzüge, verspiegelte Wände) die Teilnehmer motiviert, erfordert Aerobic weniger Selbstdisziplin als beispielsweise Joggen.

Nachteile: Die eigene Kreativität wird nicht angeregt, da die Übungen vom Trainer genau vorgegeben werden (wie eine Choreografie beim Tanzen).

Wichtig: Achten Sie auf einen guten Trainer, der Hinweise gibt und Sie verbessert.

• Besondes bei Gelenkproblemen sollten Sie beim Aerobic vorsichtig sein.

Ballsportarten

Ballsportarten sind Mannschaftssportarten und gehören daher zu den geselligen Aktivitäten. Die Auswahl reicht von Fußball, Handball, Volleyball und Basketball bis hin zu Beachvolleyball (am Strand) und Streetball.

Trainingseffekt: Gemeinsam ist ihnen, dass sowohl durch die einleitende Gymnastik als auch den Sport selbst der gesamte Körper mit einbezogen wird. Betont werden Koordination, Konzentration und Schnelligkeit, bei manchen Ballsportarten aber auch Ausdauer und Geschicklichkeit.

Nachteile: Bei den schneller und aggressiver gespielten Versionen besteht Verletzungsgefahr durch Stürze und Verstauchungen. Ballsportarten dienen weniger der Kraftausbildung.

• Nicht geeignet bei schon vorhandenen Gelenkproblemen.

Bergsteigen und Klettern

Bergsteigen ist bei Jung und Alt eine sehr beliebte Sportart. Während Bergwandern und leichtes Bergsteigen (auf gekennzeichneten Wegen) für nahezu jeden Menschen zu empfehlen sind, gilt Klettern als Sportart, die einiges an Übung, Erfahrung und Kondition voraussetzt. Inzwischen gibt es Übungswände (auch in Hallen), an denen das Klettern, An- und Abseilen gefahrlos trainiert werden können.

Trainingseffekt: Bergsteigen und Klettern fördern die Ausdauer. Sie trainieren die gesamte Muskulatur des Körpers relativ gleichmäßig. Das gilt besonders für das Klettern.

Vorteile: Bergsteigen und Klettern vermitteln ein einmaliges Naturerlebnis und sind relativ gesellige Sportarten, da man häufig mit Freunden oder Bekannten unterwegs ist.

Nachteile: Schnelligkeit und Flexibilität werden nicht trainiert. Die Knie werden beim Abstieg besonders stark belastet. Benützen Sie daher am besten Wanderstöcke. Beim Klettern besteht Verletzungsgefahr für Hände und Finger.

• Nicht geeignet bei stärkeren Knieproblemen, da vor allem beim Abstieg die Knie sehr belastet werden. Bei Problemen mit dem Rücken und dem Herz-Kreislauf-System wird vor dem Bergsteigen und Klettern gewarnt.

Bodybuilding

Bodybuilding ist der ideale Sport für Menschen, die ihre Figur, speziell ihre Muskelproportionen, verbessern wollen. Unter Anleitung eines Trainers im Fitness-Studio konzentriert man sich auf bestimmte Körperpartien, die stärker ausgeprägt werden sollen. Bei der leichten Form von Bodybuilding, dem so genannten Bodyshaping, werden dagegen nur kleine Gewichte gehoben, um die Fitness zu steigern und die Spannkraft der Muskeln zu fördern.

Trainingseffekt: Bodybuilding an Maschinen ermöglicht sehr präzise Muskelausprägung.

Vorteile: Bodybuilding ist eine gesellige Sportart, da man in Kontakt zu Trainern und anderen Teilnehmern kommt. Es stärkt gerade solche Menschen psychisch, die sich sehr verletzlich und unsicher fühlen.

Nachteile: Bodybuilding kann zu einer auffälligen Asymmetrie des Körpers führen, wenn man sehr einseitig trainiert. Das wird von den Mitmenschen oft als unschön empfunden (und Bodybuilding ist ja eine Sportart, die stark auf die Blicke anderer gerichtet ist). Werden einzelne Muskeln oder Muskelpartien zu stark trainiert, hat das eine Einschränkung der Bewegungsfreiheit und eine starke Unflexibilität zur Folge. Das Heben schwerer Gewichte kann zu Verletzungen führen und sollte erst in Angriff genommen werden, wenn man über größere Erfahrung und genügend Muskeln verfügt. Verletzungsgefahr besteht außerdem an Gelenken, Sehnen und der Wirbelsäule, wenn diese zu stark belastet werden.

Wichtig: Achten Sie auf geschulte Trainer, die Ihnen auch während des Trainings Ratschläge geben.

- Nicht geeignet ist Bodybuilding bei bereits vorhandenen Gelenkschwächen und Wirbelsäulenschäden. Auch für Herz- und Kreislaufpatienten ist diese Sportart nicht zu empfehlen.

Fahrrad fahren

Rad fahren ist für Menschen jeder Altersstufe gut geeignet, denn das Tempo und die Entfernung lassen sich individuell bestimmen. Auch Menschen mit Kreislauf- oder Herzproblemen, Rücken- oder Gelenkproblemen können, bei geeignetem Fahrrad, bedenkenlos teilnehmen.

Trainingseffekt: Fahrrad fahren steigert die Ausdauer und stärkt das Herz-Kreislauf-System. Es trainiert die Beinmuskulatur stark. Zum Fettabbau ist es gut geeignet, Verletzungsrisiken bestehen normalerweise kaum.

Nachteile: Das einseitige Beintraining beim Fahrradfahren zielt nur auf die Oberschenkel. Es handelt sich um keine ausgeglichene Sportart. Besonders durch die einseitige Sitzhaltung wird die Muskulatur des übrigen Körpers, vor allem des Rückens, stark beansprucht. Eine ausgleichende Gymnastik zur

Förderung oder Beibehaltung der Beweglichkeit des restlichen Körpers ist daher sehr wichtig.

Wichtig: Achten Sie auch auf einen Lenker, der eine aufrechte Haltung ermöglicht; das schont den Rücken. Wenn Sie bereits unter Wirbelsäulenproblemen leiden, sollten Sie keine langen Touren unternehmen. Eine gute Gangschaltung sorgt dafür, dass Sie Ihre Knie nicht zu sehr belasten.

Golf

Das Golfspiel wird vor allem für Senioren empfohlen. Im Sinne der Steigerung von Ausdauer, Kraft oder Koordination handelt es sich eigentlich nicht um richtigen Sport; vor allem nicht, wenn man alle Strecken in einem Golf-Cart zurücklegt. Nicht umsonst ist Golf eigentlich ein »Spiel« und kein »Sport«.

Trainingseffekt: Golf stärkt die Konzentrationsfähigkeit, ebenso Geduld und Beherrschung (Winkel, Windwiderstände und Ähnliches müssen sorgfältig berechnet werden). Es hat eine entspannende Wirkung.

Nachteile: Schlechte Bewegungsmuster können zu Wirbelsäulenproblemen führen. Haben Sie schon Rückenprobleme, ist Golf nicht gerade Ihre Sache. Wegen der Bevorzugung einer bestimmten Schlagseite werden die Muskeln nur einseitig entwickelt. Der hohe finanzielle Aufwand ist bei dieser Sportart nicht zu vernachlässigen.

Gymnastik

Gymnastik ist für Menschen jeder Altersstufe sehr gut geeignet. Man kann sie überall und jederzeit ausüben.

Trainingseffekt: Gymnastik fördert die Koordination und Flüssigkeit unserer Bewegungen. Sie stärkt, wenn auch nur in begrenztem Umfang, die Bein-, Arm- und Bauchmuskulatur. Ober- und Unterkörper, rechte und linke Körperhälfte werden gleichmäßig trainiert. Das hat Einfluss auf die gute Entwicklung beider Gehirnhälften, die für sehr unterschiedliche

Aufgaben zuständig sind. Gymnastik wirkt psychisch entspannend. Sie ist hervorragend geeignet, um Haltungs- und Bewegungsfehlern vorzubeugen.

Vorteile: Auch Menschen mit Herz- und Kreislaufproblemen, Schwierigkeiten am Rücken oder den Gelenken können diese Sportart sehr gut ausüben. Es besteht kaum Verletzungsgefahr.

Inline-Skating

Das Inline-Skating gehört momentan zu den absoluten Trendsportarten. Wie mit Schlittschuhen bewegt man sich hier fort; statt der Kufen gibt es jeweils vier Rollen. Kunstvolle Figuren und Laufen auf Geschwindigkeit gehören zum Programm der Skater.

Trainingseffekt: Das Inline-Skating belastet, verglichen mit dem Joggen, die Knie und die Wirbelsäule viel weniger. Inline-Skating fördert die Ausdauer, wenn man motiviert ist.

Nachteile: Durch das Inline-Skating wird nur der Aufbau der Beinmuskulatur gefördert; der Oberkörper kommt zu kurz. Nicht zu vernachlässigen ist hier die Verletzungsgefahr bei Stürzen: Da viele Skater nicht gut bremsen können, haben sich rund 60 % von ihnen schon einmal verletzt.

Wichtig: Tragen Sie Schoner an Knien, Ellenbogen und Händen und zur Sicherheit auch einen Sturzhelm (nach dem ersten Sturz werden Sie dafür dankbar sein).

• Nicht geeignet bei schon vorhandenen Kniegelenk-Problemen. Besonders Arme und Hände sind verletzungsgefährdet. Für ältere Menschen empfiehlt sich diese Sportart nicht.

Jogging

Das Joggen ist für Menschen jeder Altersstufe gut geeignet. Tempo und Distanz können individuell bestimmt und gesteigert werden. Es empfiehlt sich jedoch, nicht zu schnell zu laufen, damit das Jogging seinen Sinn hat. Denn nicht auf die Geschwindigkeit, sondern auf Ausdauer und einen relativ niedrigen Puls kommt es an, wenn man Fett abbauen möchte – und dafür ist Jogging hervorragend geeignet.

Trainingseffekt: Jogging fördert die Ausdauer und stärkt hervorragend das Herz- und Kreislaufsystem. Jogging verhilft zu einer besseren Körperhaltung. Es fördert die Selbstdisziplin und ist zur psychischen Entspannung sehr gut geeignet.

Nachteile: Entgegen der landläufigen Meinung werden beim Laufen nur bestimmte Partien der Beine stark trainiert, andere gar nicht. Wenn nicht vor und nach dem Training die Muskulatur gut gedehnt wird, verhärten sich die Beinmuskeln und besonders die Sehnen an den Knien. Das führt zu einer eingeschränkten Beweglichkeit und unter Umständen zu einer regelrechten Beinsteifheit.

Wichtig: Die Masse, die der Körper bei jedem Schritt abfedern muss, beansprucht Knöchel, Knie und Hüften. Achten Sie daher auf gutes Schuhwerk, das die Erschütterungen abfedert. Ansonsten besteht keine Verletzungsgefahr.

- Nicht geeignet bei vorhandenen Gelenkproblemen im Unterkörper.

Judo

Judo ist als gesellige Sportart gerade bei Jugendlichen sehr beliebt. Gymnastik, Partnerübungen und Kämpfe bestimmen das Training auf der Matte.

Trainingseffekt: Judo fördert gleichermaßen die Koordination, Konzentration, Ausdauer und Flexibilität. Die Muskeln an Ober- sowie Unterkörper werden gleichmäßig gestärkt; auch rechte und linke Körperhälfte werden symmetrisch trainiert.

Nachteile: Die Fallübungen, Würfe und vielen Aktionen im Liegen sind nicht jedermanns Sache. Eine gewisse Gelenkigkeit ist Grundvoraussetzung für diesen Sport. Verletzungsgefahr besteht an Armen und Händen, auch an den Knien und Schultern.

Wichtig: Ein gutes Training, das zunächst mindestens ein halbes Jahr die so genannte »Fallschule« umfasst, ist von zentraler Bedeutung. Das A und O ist daher ein gut ausgebildeter Trainer.

- Nicht geeignet bei Problemen an den Gelenken oder an der Wirbelsäule. Für ältere Menschen empfiehlt sich Judo nicht.

Sport macht Freunde

Sport hat für jeden von uns etwas zu bieten – Herausforderung, Spannung und Action für die einen, Entspannung, Konzentrationstraining oder Stressbewältigung für die anderen, Ausgleich des Berufsalltags für wieder andere.

Nicht zu vernachlässigen sind die sozialen Beweggründe, Sport zu treiben: Die meisten Sportarten bringen uns auf unkomplizierte Weise in Kontakt zu anderen Menschen, die unsere Interessen teilen. Das ist besonders für diejenigen, die nicht so schnell Freundschaften schließen, von Vorteil.

Kampfsportarten

Kampfsportarten wie z. B. Karate und Taekwondo bestehen aus einer Kombination von Gymnastik, Einzel- und Partnerübungen, festgelegten Bewegungsformen und Kampfritualen, im Gegensatz zum Judo meist ohne Körperkontakt.

Trainingseffekt: Karate und Taekwondo stärken gleichmäßig die Muskeln am ganzen Körper. Die rechte und linke Körperhälfte werden gleichmäßig beansprucht. Auch Koordination und Schnelligkeit werden trainiert. Diese Kampfsportarten fördern Ausdauer, Flexibilität, Körperbeherrschung, Balance und Standfestigkeit (das bringt Selbstbewusstsein), Konzentrationsfähigkeit, Energiekontrolle und -freisetzung. Die Beherrschung des Energieflusses durch den Körper ist von zentraler Bedeutung, da man durch sie zu innerer Harmonie und besserer Gesundheit finden soll.

Vorteile: Diese geselligen Sportarten sind auch für Kinder und Jugendliche gut geeignet, ebenso für ältere Menschen, wenn sie eine Version ohne Kontakt wählen (beim Trainer nachfragen). Sie erzielen ein hohes Maß an Selbstbeherrschung, Durchsetzungsvermögen und Selbstvertrauen.

Nachteile: Es kann zu Verletzungen, besonders an Händen und Fingern, kommen. Auch die Gefahr von Zerrungen besteht.

- Nicht geeignet bei starken Herz-Kreislauf-Problemen und schon vorhandenen Schwierigkeiten an den Gelenken oder an der Wirbelsäule.

Mountainbiking

Mountainbiking ist ein abwechslungsreicher Ausdauersport fürs Gelände. Gefahren wird im Gebirge, aber auch in künstlich angelegten Hügellandschaften.

Trainingseffekt: Mountainbiking stärkt besonders die Ausdauer sowie das Herz- und Kreislaufsystem. Es dient ganz hervorragend dem Fettabbau. Die Beinmuskulatur wird besonders trainiert. Sprints und Bergauffahrten stärken in begrenztem Umfang auch Bauch-, Rücken - und Armmuskulatur. Mountainbiking trägt zur psychischen Entspannung bei.

Nachteile: Verletzungsgefahr besteht besonders am Kopf. Mountainbiking ist keine gesellige Sportart. Bei dem einseitigen Training der Beine werden die Oberschenkel übermäßig trainiert, die Unterschenkel dagegen weniger. Es handelt sich um keine ausgeglichene Sportart, die alle Körperbereiche fördern würde. Die einseitige Haltung beim Mountainbiking belastet den Rücken. Es ist ein zeitaufwendiger Sport, auch die Anschaffungskosten für ein geeignetes Mountainbike sind relativ hoch.

- Nicht geeignet ist Mountainbiking bei Herz- und Kreislaufproblemen. Es besteht die Gefahr von Wirbelsäulenschädigung; auch gefährliche Stürze sind möglich.

Schwimmen

Schwimmen ist für jeden Menschen jeder Altersstufe gut geeignet, denn das Tempo und die zurückgelegte Strecke lassen sich individuell bestimmen. Auch Menschen mit Herz- und Kreislaufproblemen oder Schwierigkeiten mit dem Rücken oder den Gelenken können diesen Sport sehr gut ausüben.

Trainingseffekt: Schwimmen trainiert den Oberkörper; die Muskulatur von Schultern und Armen, Brust, Bauch und Rücken wird ausgebildet. Die Sportart fördert die Ausdauer sowie das Herz-Kreislauf-System.

Vorteile: Verletzungsrisiken bestehen nicht; auch die Gelenke werden nicht belastet. Schwimmen ist hervorragend geeignet, um Haltungs- und Bewegungsfehlern vorzubeugen.

Nachteile: Schwimmen ist natürlich nicht der richtige Sport, wenn man Scheu oder gar Angst vor Wasser hat.

Skisport

Skisport besteht aus verschiedenen Disziplinen, von denen heute alpiner Skilauf und Carving (Fahren auf der Kante mit speziell geschnittenen Ski), Snowboarding (s. dort) und Skilanglauf (s. dort) am beliebtesten sind. Alpiner Skilauf ist für Menschen jeder Altersstufe gut geeignet, da sie den Schwierigkeitsgrad der Abfahrt und das Tempo selbst bestimmen können.

Trainingseffekt: Alpiner Skilauf und Carving fördern vor allem den Aufbau der Beinmuskulatur. Sie sind gut geeignet zum Training der Reaktionsschnelligkeit, der Koordination und Konzentration.

Nachteile: Die Muskulatur des Oberkörpers wird vernachlässigt. Durch Stürze besteht Verletzungsgefahr, hauptsächlich an den Knien (vor allem am Meniskus), aber auch an Schultern und Armen. Das wesentlich rasantere Carving ist noch um einiges riskanter. Der finanzielle und zeitliche Aufwand ist bei dieser Sportart nicht zu vernachlässigen.

Wichtig: Es empfiehlt sich dringend, zur Vorbereitung ab dem

Herbst Skigymnastik zu betreiben, die in Vereinen angeboten wird, um Verletzungen zu vermeiden. Das fördert insgesamt die körperliche Beweglichkeit.

- Nicht geeignet bei schon vorhandenen Gelenkproblemen.

Skilanglauf

Skilanglauf ist für Menschen jeder Altersstufe gut geeignet, da man die Länge der Strecke und seine eigene Geschwindigkeit frei bestimmen kann. Skilanglauf gleicht in der Art der körperlichen Beanspruchung eher dem Jogging oder Radfahren als dem alpinen Skilauf.

Trainingseffekt: Skilanglauf ist hervorragend zur Stärkung des Herz-Kreislauf-Systems geeignet. Er fördert Ausdauer, Flexibilität und Balance. Die Beine und der Oberkörper, vor allem Arme und Schultern, werden sehr gleichmäßig trainiert.

Vorteile: Bei dieser entspannenden Sportart kann man sich geistig gut erholen. Sie ist verletzungsfrei und daher auch für diejenigen gut geeignet, die beim Sport auf die Aspekte der Sicherheit und Vorsicht achten. Skilanglauf ist auch bei schon bestehenden Rücken- oder Gelenkproblemen eine empfehlenswerte Sportart.

Nachteile: Genauigkeit und Schnelligkeit werden nicht trainiert. Skilanglauf ist relativ zeitaufwendig.

Snowboarding

Das Snowboarden wird mit einem brettartigen Sportgerät zum Gleiten auf dem Schnee betrieben. Es ist vor allem bei jüngeren Leuten eine sehr beliebte Sportart mit hohem Spaßfaktor.

Trainingseffekt: Snowboarding fördert den Aufbau der Beinmuskulatur. Reaktionsschnelligkeit, Koordination und Konzentration werden trainiert.

Vorteile: Es bietet, wie alpines Skilaufen, jede Menge Unterhaltung auf der Piste, Spannung, Abenteuer und Risiken.

Nachteile: Snowboarding birgt durch die hohe Sturzgefahr Verletzungsrisiken an Gelenken, Bändern und Sehnen, vor allem an den Knien (am Meniskus), aber auch an Armen und Schultern. Ausdauer und Schnelligkeit werden nicht trainiert.

Wichtig: Auch hier empfiehlt es sich, zur Vorbereitung ab dem Herbst Skigymnastik zu betreiben, um Verletzungen zu vermeiden. Das fördert die gesamte körperliche Beweglichkeit.

• Nicht geeignet bei schon bestehenden Gelenkproblemen und allgemein für ältere Menschen.

Squash

Squash, eine Art einseitiges Tennis, bei der ein Ball gegen eine Wand geschlagen wird, spielt man in speziell ausgestatteten Hallen, meist mit einem Partner. Es ist eine relativ kämpferische, schnelle Sportart. Sie erfordert den ganzen körperlichen Einsatz und eine gute Kondition.

Trainingseffekt: Squash fördert Ausdauer und Koordination, besonders aber Schnelligkeit und Konzentration. Die Arm- und Beinmuskulatur wird gut trainiert.

Vorteile: Squash ist eine ideale Fitness-Sportart, die auch zum Fettabbau gut geeignet ist. Außerdem ist Squash recht gesellig.

Nachteile: Eine relativ hohe Verletzungsgefahr besteht beim Squash vor allem im Gesicht (an den Augen), aber auch an Gelenken und Bändern sowie an den Knien, speziell am Meniskus. Der finanzielle Aufwand ist bei dieser Sportart nicht zu vernachlässigen.

• Nicht geeignet bei schon bestehenden Gelenkproblemen sowie für Herz-Kreislauf-Patienten. Für ältere Menschen empfiehlt sich diese Sportart nicht.

Tanzsport

Zum Tanzsport gehören sowohl Jazztanz, moderner Tanz und Gesellschaftstanz als auch Ballett. Als Sport bezeichnet man sie, wenn sie in Unterrichtsform mehr als einmal in der Woche betrieben werden. Gerade Gesellschaftstanz ist auch für ältere Menschen hervorragend geeignet.

Trainingseffekt: Tanzsport stärkt die Konzentration und Koordination sowie die Flexibilität. Vor allem die Beinmuskulatur wird trainiert.

Vorteile: Tanzen setzt uns den Blicken anderer aus – das fördert sicheres Auftreten und Selbstsicherheit.

Nachteile: Im Oberkörper wird meist weniger Kraft entwickelt. Außerdem empfinden es manche als quälend oder stressig, etwas vortanzen zu müssen – besonders, wenn sie kein Talent für elegante Bewegungen haben.

- Nicht geeignet bei schon vorhandenen Knieproblemen und starken Koordinationsproblemen.

Tennis

Tennis ist für Menschen jeder Altersstufe gut geeignet. Es kommt hier vor allem auf einen passenden Spielpartner an.

Trainingseffekt: Tennis fördert Schnelligkeit, Koordination, Flexibilität und besonders die Konzentration. Die Ausdauer wird, je nach Spielintensität, gefördert. Die Arm- und Beinmuskulatur wird gut trainiert.

Vorteile: Tennis ist eine gesellige, unterhaltsame Sportart, die das Abschalten vom Alltag gut ermöglicht. Sie ist ideal als Fitness-Training.

Nachteile: Verletzungsgefahr besteht beim Tennis vor allem an Gelenken, Bändern und Sehnen, aber auch an den Muskeln. Besonders gefährdete Partien sind die Knie, die Schultern und die Wirbelsäule. Die Asymmetrie des Sports macht sich negativ am Schlagarm bemerkbar. Der finanzielle Aufwand ist bei dieser Sportart nicht zu vernachlässigen.

- Nicht geeignet ist Tennis bei schon vorhandenen Gelenkproblemen sowie Schwierigkeiten mit dem Rücken.

Wandern

Wandern ist für Menschen jeder Altersstufe gut geeignet. Die Länge der Strecke und die eigene Geschwindigkeit können, je nach vorhandener Kondition, frei bestimmt werden.

Trainingseffekt: Wandern stärkt das Herz-Kreislauf-System und die Ausdauer. Es birgt kaum Verletzungsgefahren. Daher ist es bei schon bestehenden Problemen an Rücken oder Gelenken, aber auch zur Vorbeugung von Herzproblemen zu empfehlen.

Nachteile: Eine Steigerung an Kraft und Muskeln ist nicht zu erwarten. Koordination, Konzentration, Flexibilität und Schnelligkeit werden vernachlässigt.

Yoga

Hier gibt es sehr viele verschiedene Richtungen. Dementsprechend unterscheiden sich die Bewegungsabläufe und Atemübungen voneinander, die auf die Beherrschung von Körper und Geist zielen. Viele gute Yogaübungen werden auch in Aerobic- und Gymnastikkursen eingebaut, ohne dass dies den Teilnehmern auffällt.

Trainingseffekt: Alle Körperbereiche werden beim Yoga gleichmäßig eingesetzt, was auch die Balance und Harmonie zwischen den Körperteilen fördert. Yoga dient der Beweglichkeit, verbessert die Körperhaltung und ist gut geeignet, Verspannungen zu lösen. Es fördert die Funktion der inneren Organe und ist allgemein gesundheitsfördernd. Yoga dient der Stressbewältigung und Entspannung.

Nachteile: Beim Yoga werden weder die Muskeln noch die Ausdauer stark entwickelt. Action und Geschwindigkeit fehlen. Für Menschen, denen es an Bezug zur Realität fehlt, ist Yoga nicht unbedingt zu empfehlen. Auch ist Yoga eine eher ungesellige Sportart.

Was ist der richtige Sport für mich?

Die verschiedenen Sportarten lassen sich nach ganz unterschiedlichen Kriterien unterteilen:

- Nach den Zielen, wie Spaß in der Gruppe, Konzentration auf sich selbst, Stärkung der Psyche. Während Mannschaftssportarten unsere Flexibilität, Anpassung und Kollegialität fördern und oft der Spaß in der Gruppe, das Kennenlernen Gleichgesinnter und das Gewinnen neuer Freunde betont wird, stellen uns andere Sportarten ganz auf uns allein: Den »Kampf« um das Ziel muss man als Skilangläufer, Jogger oder Bodybuilder ganz allein auf sich nehmen. Natürlich gibt es auch da Ausnahmen: Joggen oder Bergsteigen kann man auch mit Gleichgesinnten. Doch diese Sportarten lassen uns in der Anstrengung mehr uns selbst spüren – sowohl unsere Grenzen als auch (vielleicht bisher unentdeckte) Kapazitäten.
- Nach dem Grad von Entspannung oder »Action«, der geboten wird.
- Nach der Eignung für bestimmte Altersgruppen.
- Nach dem Schwerpunkt, der auf Ausdauer, Kraft oder Koordination liegen kann.
- Nach ihrer Förderung spezieller Körperpartien. Wollen Sie nur ganz spezielle Körperpartien trainieren, weil diese z.B. beruflich besonders belastet sind, sollten Sie vielleicht auch mit Ihrem Arzt sprechen. Das Gleiche gilt, wenn Sie unter Problemen mit den Gelenken, dem Rücken oder Herz und Kreislauf leiden. Der Krankengymnast kann nach einigen Stunden Übungen beispielsweise empfehlen, mit welcher Sportart man weiterarbeiten könnte. Auch eine Beratung in einem guten Fitness-Studio hilft oft weiter.

Kleines Übungsprogramm für jeden Tag

Sind Sie noch unentschlossen, für welchen Sport Sie sich entscheiden sollen? Oder haben Sie kein Vergnügen an Sport im Verein oder im Fitness-Studio? Dann können Sie zu Hause ein

Bewegungsprogramm starten. Als Hilfsmittel genügen eine Matte oder Decke. Die Hauptsache ist, dass Sie regelmäßig üben.

Beachten Sie, dass ein gutes, also ausgewogenes und den ganzen Körper umfassendes Training stets aus drei Teilen besteht:
- Lockern – Gymnastik
- Antreiben – Beschleunigung des Pulsschlags
- Kräftigen – gezieltes Training der Muskeln

1. Aufwärmphase
Beginnen Sie mit einigen Aufwärmübungen, die Gelenke und Muskeln lockern, ohne sie zu belasten.
- Kreisen Sie mit dem Kopf, mit den Händen und Armen.
- Stemmen Sie die Hände in die Taille und kreisen Sie mit den Hüften.
- Kreisen Sie mit den Knien und den Füßen (auch im Sitzen).
- Dehnen Sie behutsam die Arm- und Oberkörpermuskulatur, indem Sie sich nach vorne und hinten sowie seitlich strecken.
- Dehnen Sie Ihre Flanken, indem Sie sich seitlich nach hinten drehen und die Wand hinter sich anschauen.
- Dehnen Sie jetzt Ihre Beinmuskulatur, wie es Ballett-Tänzerinnen machen würden. Sie sitzen am Boden und strecken die Beine zunächst geschlossen nach vorne. Dann grätschen Sie die Beine leicht und beugen Ihren Oberkörper so weit Sie können erst zur linken, dann zur rechten Fußspitze vor. Versuchen Sie, mit den Händen die Fußspitzen zu erreichen.
- Halten Sie Ihren Rücken gerade und winkeln Sie die Beine so ab, dass sich die Fußsohlen gegeneinander pressen lassen. Dabei die Knie leicht nach unten drücken.

Wiederholen Sie die Übungen mehrmals hintereinander, und pausieren Sie zwischendurch.

2. Phase: Puls antreiben
Gehen Sie nun zu Übungen über, die den Puls beschleunigen.
- Laufen Sie zunächst locker auf der Stelle. Steigern Sie dann

das Tempo, ziehen Sie dabei die Knie immer höher, und werden Sie immer schneller.

- Springen Sie auf der Stelle in die Höhe (wenn Sie ein Springseil haben, macht es natürlich noch mehr Spaß).
- Machen Sie schnelle Kniebeugen, oder springen Sie nach Hampelmann-Art auf der Stelle. Jetzt sind Sie wahrscheinlich schon ein bisschen aus der Puste. Gut so!
- Legen Sie sich nun auf den Boden und fahren Sie mit den Beinen in der Luft »Rad«, erst vorwärts und dann rückwärts.

3. Kraftphase

Hier sind Ihrer Fantasie keine Grenzen gesetzt – denken Sie an Übungen aus dem Sportunterricht oder dem Fitness-Studio. Machen Sie, je nach Grad Ihrer Beweglichkeit, Liegestützen, Klimmzüge an einer Stange und Handstand an der Wand.

- Heben Sie im Sitzen die geschlossenen gestreckten Beine hoch, und grätschen Sie sie in der Luft, seitlich, nach oben und unten.
- Schieben Sie am Türstock; wenn Sie zu zweit sind, wird der Partner von hinten an den Schultern geschoben, während er sich zwar dagegen stemmt, aber doch schieben lässt.
- Heben Sie kleine Gewichte (z. B. sandgefüllte Plastikflaschen mit Griff).

Alle Übungen 10- bis 20-mal ausführen.

4. Abkühlungsphase

Ihr Übungsprogramm sollten Sie stets mit Gymnastikübungen der Art beenden, die Sie schon aus der Aufwärmphase kennen. Auch Atemübungen dienen dem Ausklang und der Entspannung: Setzen Sie sich aufrecht im Schneidersitz hin. Lassen Sie die Arme locker hängen, und atmen Sie (wenn Sie wollen, mit geschlossenen Augen) tief aus und ein. Versuchen Sie, alle Gedanken von sich zu werfen. Sie werden die beruhigende, entspannende Wirkung bald spüren.

Offen für den Erfolg

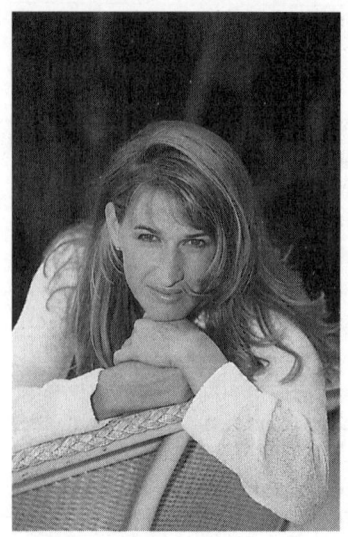

Auf der Basis unserer Informationen zur körperlichen Fitness stellen wir Ihnen jetzt Schritt für Schritt die wichtigsten mentalen Strategien der Erfolgreichen vor. Wir beginnen mit dem, was Psychologen »offenes« Verhalten nennen. Dies sind die Bausteine des Erfolgs, die man zum einen gut an anderen beobachten kann und die zum zweiten mit unserer Außenwirkung auf unsere Mitmenschen zu tun haben. Jeder kann diese Strategien leicht erlernen und für sich nutzen – ob Hausfrau, Spitzensportler, Sachbearbeiter oder Krankenschwester ... Wenn Sie Defizite an Ihrem eigenen Verhalten in diesem Bereich feststellen, lassen diese sich meist auf relativ einfache Weise beheben, und mit etwas Konsequenz kommen Sie Ihrem Erfolg ein Stück näher.

Grundstrategien und Hilfsmittel

Da wir nicht wissen, an welchem Punkt Ihrer Entwicklung Sie gerade stehen, beginnen wir mit einfach fassbaren Prinzipien, die jeder Erfolgreiche kennt und auf seine eigene Art anwendet: mit den Hilfsmitteln, die das Arbeiten und Leben durchsichtiger und übersichtlicher machen. Natürlich gibt es unter den Erfolgreichen Genies, denen anscheinend alles nur so in den Schoß fällt. Aber ausgerechnet von Leonardo da Vinci, der sicher als einer der höchst begabten Menschen gelten kann, stammt der Satz: »Genie ist zu 20 % Begabung – zu 80 % ist es Fleiß.« Andererseits wird reine Fleißarbeit niemandem zu irgendeinem Erfolg verhelfen. Es geht nicht darum, mehr zu arbeiten, sondern anders – nämlich bewusster und überlegter – an seine Aufgaben heranzugehen. Wir stellen Ihnen zunächst die wichtigsten Hilfsmittel vor, die Sie dabei unterstützen werden.

Organisation

Stellen Sie sich vor, Sie wollen rasch einen Kuchen backen, weil sich Besuch für den Nachmittag angekündigt hat. Es soll schnell gehen, und so lassen Sie die Reste des Frühstücks auf der Arbeitsfläche in der Küche stehen, holen das Backbuch, die Waage, Eier, Mehl, Zucker, Äpfel, Zimt und die Backschüssel ... In kürzester Zeit ist Ihr Tisch so überfüllt, dass Sie vergessen, das Backpulver unters Mehl zu geben. Der Kuchen wird gar nicht mal schlecht, man lobt Sie auch, aber insgeheim ärgern Sie sich. Und zwar zu Recht, denn Sie wissen es selbst: Hätten Sie sich und Ihre Arbeit besser vorbereitet, wären Sie ruhiger, überlegter und planvoller zu Werke gegangen – nicht nur der Apfelkuchen wäre ein voller Erfolg geworden, sondern auch sein Entstehungsprozess.

Dieses Beispiel ließe sich mühelos auch auf andere Bereiche übertragen – den Beruf, die Gartenarbeit, die Renovierung des Badezimmers, den Einkauf der Weihnachtsgeschenke ... Sich selbst besser zu organisieren ist nicht so schwer, wie man denkt. Aber Organisiertsein ist der erste Schritt zum Erfolg.

Aufbewahrungshelfer

Ganz egal, wo Sie arbeiten und was Sie tun, gehen Sie daran, Ihre Umgebung sinnvoll und mit Aufbewahrungshelfern, die Ihnen gefallen, neu zu organisieren. Wenn Sie auf diesem Gebiet etwas verbessern wollen, dann lohnt es sich immer, einmal in einem sehr gut sortierten Schreibwarengeschäft, im Möbelhaus,

Haben Sie die Übersicht?

Lassen Sie das Buch einmal sinken, und sehen Sie sich um.

- Hat jedes Ding in Ihrer Wohnung einen Platz? Ist so weit aufgeräumt, dass Sie sich wohl fühlen – oder herrscht Durcheinander und damit Undurchsichtigkeit?
- Und wie ist es an Ihrem Arbeitsplatz – stehen die Dinge, die Sie oft brauchen, so, dass Sie sie leicht erreichen können?
- Wissen Sie auswendig, welche Vorräte Sie im Haus haben?
- Wissen Sie, wo Sie die Stadtpläne vom letzten Urlaub aufbewahrt haben?
- Finden Sie auf Anhieb Ihre Geburtsurkunde oder Ihren Sozialversicherungsausweis?
- Haben Sie Ordnung in Ihren Foto-/Briefmarken-/Musik- und CD-Sammlungen?
- Würden Sie es schaffen, innerhalb einer Viertelstunde Ihren Pass und die wichtigsten Dinge zu packen, falls Sie überstürzt abreisen müssten?

in Fachzeitschriften und Büchern zum Thema Dekoration und in Katalogen zu stöbern – Sie finden bestimmt Anregungen.

Natürlich können wir Ihnen hier wirklich nur Tipps und kleine Anregungen geben: So wie die Geschmäcker verschieden sind, so sind es auch die Vorstellungen davon, was richtig ordentlich ist …

- Für den lästigen Krimskrams (wie Gummibänder, Knöpfe, Fotos) gibt es sehr hübsche Schachteln in allen Größen. Beschriften Sie die einzelnen Böxchen, und deponieren Sie sie in einer größeren Schachtel, an die Sie gut herankommen.
- Kochlöffel, Teigschaber und andere Küchenutensilien sehen in einem Blumentopf aus Terrakotta gut aus und sind dort immer zur Hand.
- In die »Zettelwirtschaft« in der Küche bringt ein Ringbuch mit Plastiktaschen Ordnung. Kaufen Sie Plastikhüllen, und

ordnen Sie auch die Infoblätter vom Pizzaservice, das Heftchen mit den Geburtstagen und die Rezepte, die Sie schon immer abschreiben wollten, hinein.

- Auf dem Schreibtisch bringen Gefäße mit weiter Öffnung Ordnung ins Stifteallerlei. Stifte vom gleichen Hersteller sehen auch in einem Glasgefäß schön »dekoriert« aus. Kaufen

Zu den Grundstrategien

Verhalten, das uns hilft, unsere Ziele zu erreichen, ist:

- organisiert
- diszipliniert
- kontrolliert

Der Gegensatz ist chaotisches Verhalten. Das kann nicht nur Ihre eigene Leistungsfähigkeit bremsen, sondern stellt Sie auch in den Augen anderer Menschen leicht als weniger fähig und begabt hin, als Sie sind.

Erlauben Sie uns jedoch an dieser Stelle einen etwas kontroversen Einwurf:

Wenn Sie im Verlauf unserer kleinen Selbstbefragungen eine Schwachstelle bei sich finden, sollten Sie zwar alles daran setzen, sich in diesem Punkt weiterzuentwickeln. Überlegen Sie aber, bevor Sie etwa einen diesbezüglichen Volkshochschulkurs buchen, wie sehr Sie sich selbst wünschen, dieses Verhalten zu ändern.

Mit »übergestülpten« Verhaltensweisen, die nicht wirklich in Ihrer Überzeugung und in Ihrem Wesen verankert sind, wirken Sie niemals authentisch. Wenn Sie wissen, dass es z. B. in Ihrem Wesen liegt, richtig chaotisch zu sein, dann sollten Sie dieses Verhalten bis zu einem gewissen Grad kultivieren und zu einem Teil Ihres Erfolges machen. Das Geheimnis heißt aber, sich nie mehr als eine Exzentrizität zu erlauben, sonst werden Sie für Ihre Umwelt unberechenbar, unzuverlässig, und man wendet sich – zu Recht – von Ihnen ab.

Sie lieber einen Container mehr, um Papier, Radiergummis, Lineale, Visitenkarten & Co unterzubringen.

- Ordnung in die Hutablage mit Mützen, Schals, Handschuhen und Tüchern bringen flache Schachteln oder eine Kommode mit vielen Fächern.
- Den Eindruck von Ordnung können Sie verstärken, wenn Sie für möglichst große leere Flächen sorgen!

Vom Umgang mit der Zeit
Viel spricht man heute über Zeitmanagement, und es gibt hervorragende Kurse, in denen der Umgang mit den kostbaren Stunden unseres Lebens gezielt hinterfragt wird und Verbesserungsvorschläge gemacht werden. Da sich dieses Buch nicht intensiver mit diesem Thema befasst, raten wir allen, die immer wieder in Zeitnot geraten, ein solches Seminar zu machen – und wenn es nur ein Nachmittag in der Volkshochschule ist.

Mütter und Abteilungsleiter haben eines gemeinsam – sie wissen, wie unglaublich rasch ein Vormittag vorüber ist! Tausend Dinge können passieren, an die nicht zu denken war, und plötzlich ist es 12.00 oder 13.00 Uhr, und der halbe Tag ist vorbei, ohne dass man annähernd das geschafft hat, was man sich vorgenommen hatte.

Wer jetzt anfängt zu hetzen und hektisch versucht, die verlorene Zeit wieder »gutzumachen«, hat meist schon verloren. Richtiger wäre es, sich mit einem Blatt Papier und einem Stift hinzusetzen und zwei Listen zusammenzustellen (siehe Kasten rechts).

Die häufigsten Zeitfallen im Alltag
Vielleicht haben Sie festgestellt, dass Sie mit vollem Einsatz versucht haben, Ihre Vorhaben zu verwirklichen, dass Sie aber dabei über die menschlichen Kontakte gestolpert sind. Unversehens verstrich so im Gespräch mit Frau X oder Herrn Y in der Kaffeeküche oder am Gartenzaun kostbare Zeit.

Soll und Haben gegenüberstellen

- Auf der ersten Liste schreiben Sie auf, was Sie ursprünglich tun wollten.
- Auf der zweiten Liste schreiben Sie auf, was tatsächlich geschehen ist.

Es gibt eine ganze Reihe von Kategorien, nach denen man diese Listen durchsehen sollte. Man unterschätzt in der Planungsphase oft, wie viel Zeit man für eine Tätigkeit wirklich braucht. Fragen Sie sich:

- Hatte ich ursprünglich für alles, was ich vorhatte, genügend Zeit eingeplant?
- Hatte ich Zeit mit mir und für meine Gedankengänge eingeplant?
- Hatte ich nicht schon vorher den Eindruck, dass X mich besuchen kommen könnte oder dass Y schief geht?
- _____
  _____

Wenn Sie merken, dass Sie zu lange im Gespräch mit Bekannten oder Kollegen festgehalten werden, dann überlegen Sie, wie Sie den anderen Menschen auf eine Art und Weise, die Ihnen nicht widerstrebt, klar machen können, dass Sie nur begrenzt Zeit für sie haben.

Oft reicht es, freundlich Nein sagen zu lernen oder sich für ein Gespräch von vornherein ein Zeitlimit zu setzen, um plötzlich mehr Zeit für sich zu haben.

Kleine Helfer für jeden

- Eine Uhr, die genau geht und leicht abzulesen ist
- Ein persönlicher Kalender, der alle Termine übersichtlich verzeichnet, auch Geburtstage und Gedenktage
- Ein aktuelles persönliches Adressbuch, in dem alle Adressen verzeichnet sind

Zeitfallen erkennen

- Wenn eine Nachbarin kommt, dauert der Besuch mindestens _____ Minuten
- Beim Abholen der Kleinen aus dem Kindergarten oder in der Krabbelgruppe bleibe ich immer zu lange hängen
- Ein Besuch in der Teeküche führt zu einem ausgedehnten Schwatz mit Kollegen
- Ein Telefonat mit dem Außendienst oder meiner besten Freundin dauert im Schnitt _____ Minuten

- Ein Übersichtskalender, idealerweise gut einsehbar an der Wand aufgehängt, der Beginn, Dauer und Ende längerer Aktivitäten zeigt
- 5–10 Minuten am Morgen damit verbringen, einen Zeitplan zu erstellen, der genügend »Zeit mit sich selbst« beinhaltet

Schreiben Sie Listen

Wir kennen eine junge Mutter, die wöchentlich 20 Stunden in einer Kanzlei arbeitet und die nie in ihrem Leben eine »To-Do-Liste« (engl. für »zu erledigen«) geschrieben hat. Trotzdem hat sie einen perfekten Überblick über die Aufgaben des Tages und der Woche. Sie kommt kaum jemals zu spät – wenn, dann höchstens fünf Minuten – und pflegt einen großen Bekannten- und Freundeskreis. Ein Genie? Ein Wunder? Nein. Sie ist diplomierte Verwaltungswissenschaftlerin, und ihre Aufgaben sind ihr so in Fleisch und Blut übergegangen, dass man die Uhr nach ihr stellen kann.

Wem das wesensfremd ist, der sollte Listen schreiben. Listen sind eine wunderbare Hilfe, um das natürliche Chaos des Lebens zu strukturieren. Wir geben Ihnen eine kleine Aufzählung von höchst nützlichen Listen, die man immer und überall anfertigen kann. Sie werden sehen, dass der Nutzen der Liste nicht nur im Festhalten der einzelnen Schritte und Aufgaben liegt.

Unmerklich und nach und nach bringen Sie tatsächlich Ordnung in den Tagesablauf, entwickeln eine gesunde Routine und werden gelassener. Außerdem ist nichts schöner, als einen Posten auf der Liste durchzustreichen. Aus und fertig! Das hat man geschafft – und kann stolz auf sich ein.

- Einkaufslisten für den Wocheneinkauf (nicht aufs Wochenende legen) und den täglichen Einkauf
- Liste des Inhalts Ihres Tiefkühlfachs
- Liste für die Tagesaufgaben
- Liste aller unerledigten Dinge, die Sie insgeheim quälen
- Liste der zehn wichtigsten Dinge, die Sie privat oder beruflich erreichen möchten
- Liste der Aufgaben, die Sie (zu Hause oder an Ihrem Arbeitsplatz) tatsächlich erledigen
- Liste der Dinge, die Sie delegieren könnten
- Liste der Fähigkeiten oder Erfahrungen, die Sie bräuchten, um den nächsten Karriereschritt zu machen
- Liste Ihrer Stärken und Schwächen

Professionelles Zeitmanagement
Auch zum professionellen Zeitmanagement gehören Ordnung und Übersichtlichkeit. Erleichtern Sie sich selbst die Anforderungen des Berufslebens, indem Sie die vorgenannten Tipps, noch etwas erweitert, auch in den beruflichen Alltag übernehmen. Es ist dabei gleichgültig, ob Sie Sekretärin oder Bankdirektor sind. Zu den wichtigsten Aspekten einer besseren Organisation gehören stets:

- Prioritäten setzen
- Nein sagen lernen
- Sich selbst Zeitlimits für eine Aufgabe setzen
- Den Arbeitsplatz optimal einrichten
- Keine Wartezeiten akzeptieren
- Vor wichtigen Entscheidungen und Besprechungen bewusst entspannen

- Jedes Blatt Papier nur einmal in die Hand nehmen, dann in den Papierkorb
- Die persönliche Leistungskurve erkennen und nutzen
- Das Rad nicht immer neu erfinden: Gültige Checklisten für Messevorbereitung, Chefurlaub, Kleidung für Geschäftsreisen und Ähnliches erstellen, die dann immer zur Hand sind

Disziplin

Bis heute zucken die meisten Menschen ein wenig zusammen, wenn sie die Begriffe Disziplin oder Selbstdisziplin hören. Noch immer schwingt ein Drill in diesem Begriff mit, der aus der Zeit stammt, in der Disziplin in Kadettenschulen und Militärakademien zu Hause war und das Ideal der preußischen Lebensweise mit begründete. Heute sind wir im Allgemeinen freier und selbstbestimmter, und niemand zwingt uns mehr eine eiserne Disziplin auf, der wir gehorchen müssen, »ob wir wollen oder nicht«.

Dennoch liegt genau hier ein sehr wichtiger Schlüssel für Erfolg: Wer Disziplin will und selbstverständlich von sich selbst verlangt oder erwartet, hat einen enormen Vorsprung gegenüber anderen Menschen.

Selbstdisziplin

Im besten Sinn ist Selbstdisziplin, das zu tun, was man eigentlich tun möchte, oder das, was man eigentlich von sich erwartet. Wenn man z. B. die Fahrschulprüfung vor sich hat, möchte man die Prüfung eigentlich bestehen. Natürlich macht es mehr Spaß, abends mit Freunden zusammen zu sein, in der Disco abzutanzen, ins Kino zu gehen. Wer dabei aber eine innere Stimme hört, die ihn mahnt, lieber zu lernen, der besitzt eine wichtige Voraussetzung für Selbstdisziplin. Sie ist eine Art inneres Kontrollorgan, das darüber wacht, dass wir nichts tun, was unseren eigentlichen Plänen schadet.

Dieses innere Kontrollorgan kann bei einigen Menschen so

stark sein, dass sie sich selbst daran hindern, Spaß im Leben zu haben, sodass sie nur von einer Aufgabe und Verpflichtung zur anderen hetzen. Hier handelt es sich um eine eher krankhafte Veranlagung, die mit dem normalen Motor der Selbstdisziplin nichts mehr zu tun hat.

- Wenn Sie vom Typ her dazu neigen, sehr diszipliniert zu sein, sollten Sie sich immer auch einmal fragen, ob Sie nicht in erster Linie dabei sind, die Erwartungen anderer zu erfüllen – seien es Eltern, Lehrer, der Partner oder Vorgesetzte. Auch das ist ein Teil der Disziplin. Sie sollten dieses Motiv aber im Auge behalten, wenn Sie Erfolg haben möchten. Eventuell hindert Sie eine zu starke Außenorientierung daran, der »Macher« Ihres eigenen Erfolgs zu sein. Das könnte immer dann der Fall sein, wenn Ihre Ziele von denen der anderen Person abweichen.

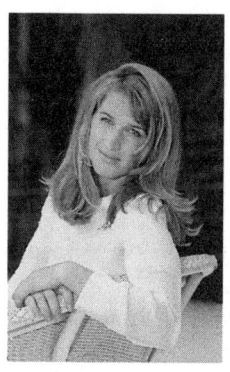 »Zur Selbstdisziplin gehört für mich, dass man Prioritäten setzt. Wer wichtige Dinge nicht von weniger wichtigen unterscheiden kann, bekommt keine Ordnung in den Tagesablauf.

Bei mir steht natürlich Tennis ganz oben auf der Prioritätenliste, hier aber nicht nur die Wettkämpfe, sondern ganz entscheidend das Training. Selbstdisziplin heißt dabei nicht nur, dass man den Zeitplan einhält, sondern dass die körperliche wie die mentale Vorbereitung stimmt. Ohne ausreichendes Aufwärmen geht es nicht, aber auch nicht ohne die richtige Einstellung.

Selbstdisziplin ist mir immer leicht gefallen, da mir das Training Freude macht. Man muss aber natürlich auch auf gesundheitliche Signale achten, sie ernst nehmen und darf nicht überziehen. Auch das ist eine Form von Selbstdisziplin. Man muss wissen, wann der richtige Moment zum Aufhören da ist, sodass man aus dem Training ein gutes Gefühl, eine Zufriedenheit mitnimmt.«

Pünktlichkeit

Marilyn Monroe und andere Hollywood-Diven sind die Vorgängerinnen heutiger Spitzenmodelle, die sich enorm verspätet zu einem Fotoshooting einfinden. In manchen Kreisen mag es als Zeichen für die eigene Wichtigkeit gelten, dass alle anderen auf einen warten müssen. Hin und wieder mag das sogar bei »Normalsterblichen« durchgehen. Aber man darf nie übersehen, dass man sich mit einem solchen Verhalten selbst fundamental schadet. Wer anderen ihre Zeit stiehlt, indem er sie warten lässt, demonstriert seine Überheblichkeit. Das kann ganz unbewusst geschehen, aber genauso instinktiv werden die anderen darauf mit Ablehnung reagieren.

Und gilt man erst einmal als unpünktlich und unzuverlässig, muss man schon eine sehr, sehr gute Leistung zeigen, nur um zunächst einmal diese Verärgerung bei den Partnern, die man warten ließ, wieder gutzumachen.

Gerade wer in einer Führungsposition oder als Selbständiger erfolgreich sein möchte und hier ein Defizit hat, muss unbedingt herausfinden, was es ist, das ihn davon abhält, pünktlich zu sein. Sie können sicher sein, dass niemand Ihnen diese »Marotte« wirklich verzeiht.

Kontrolle

Organisation und Disziplin sind die beiden Säulen der Kontrolle. Menschen, die sich gerne an andere anlehnen oder die es genießen, sich durch den Tag treiben zu lassen, werden diese Vorgabe nicht sehr schätzen. Aber vielleicht haben Sie schon einmal die alte Spruchweisheit gehört: »Wer sich nicht selbst beherrscht, wird beherrscht.«

So martialisch uns diese Einstellung in den Ohren klingt, sie hat einen wahren Kern, und Sie werden immer wieder feststellen, dass Menschen, die Erfolg haben, eines Tages beschlossen haben, stärker zu sein als die Umstände, denen sie ausgesetzt waren. Nehmen Sie z. B. Aristoteles Onassis. Er kam aus ärmsten Verhältnissen und baute sich aus eigener Kraft sein Reeder-Imperium auf. Dazu gehört nicht nur ein starkes Selbstbewusstsein (Seite 118), sondern in erster Linie der feste Wille, das eigene Leben in die Hand zu nehmen und zu kontrollieren, was mit einem geschieht.

Machtbewusste Menschen wollen von Natur aus alles kontrollieren und dirigieren. Macht über andere oder auch nur in einem abstrakten Sinn – über einen Konzern, ein großes Vermögen – zu erlangen ist für viele Menschen sogar der Inbegriff des Erfolgs. Wenn Sie Ihrem Wesen nach anders sind, werden Sie es vermutlich anmaßend finden, Menschen und Abläufe zu kontrollieren. Wenn das so ist, versuchen Sie stattdessen doch einfach, Verantwortung zu übernehmen. Beide Alternativen erlauben es Ihnen, Ihr Leben aktiv zu gestalten und die Zügel Ihres Schicksals in die Hand zu nehmen.

Positive Energien aussenden

In seinem kürzlich veröffentlichten Buch »Erfolgsintelligenz« hat auch der amerikanische Professor Robert Sternberg von der Universität Yale die Faktoren untersucht, die erfolgreiches Handeln von weniger erfolgreichem unterscheidet. Er schreibt zum Thema Energie: »Leute mit Erfolgsintelligenz umgeben sich mit Dingen und mit Menschen, die aufbauend und unterstützend sind. Was abtörnt, entfernen sie aus ihrem Leben.« Der Begriff Erfolgsintelligenz ist seit einiger Zeit in Mode gekommen, um die Summe erfolgreicher Verhaltensweisen zu beschreiben, die über den konventionell gemessenen IQ oder Intelligenzquotienten hinausreichen. Im erfolgsintelligenten Verhalten versteckt sich, ein wenig salopp ausgedrückt, ein weiterer Schlüssel zum Erfolg, und zwar der richtige Umgang mit Energie und der Nutzen positiver Energie.

Sie wissen es selbst, der erste Eindruck, den jemand auf uns macht, ist wichtig. Deshalb ist nach den Grundstrategien, die Sie bereits kennen gelernt haben, der zweite Pfeiler Ihres Erfolges der Aufbau von Energie, damit Sie auf andere energisch und tatkräftig wirken – wie jemand, der allein auf Grund seiner inneren Kraft Erfolg haben und Misserfolge verkraften kann.

Energie als Lebenselixier

Im Zuge der Öffnung für östliches Denken ist die chinesische Vorstellung von der Lebensenergie Qi (gesprochen Chi), die in uns fließt, zu einem weit verbreiteten Begriff geworden. Einflüsse aus der Umwelt oder auch innere Prozesse können diese Lebensenergie blockieren, was dann zu Erkrankungen führt. Der richtige Umgang mit unseren Lebensenergien dagegen hält uns nicht nur gesund – er ermöglicht uns ein kraftvolles Auftreten bis hin zum »vor Energie sprühen«, das in jedem, der uns so sieht, die Zuversicht weckt, dass wir auch die größten und kompliziertesten Aufgaben bewältigen können.

Dynamik

Ein Team von Fußballspielern, die wie ein Mann nach vorne stürmen; Pferd und Reiter, die nur so über die Hindernisse zu fliegen scheinen; die rasche Attacke am Netz – es gibt gerade im Sport ungeheuer starke Bilder, die zeigen, was Dynamik ist. Der Begriff stammt aus dem Griechischen und meint ursprünglich nur Bewegung.

In der Dynamik liegt sehr viel des Geheimnisses verborgen, warum manche Menschen schon erfolgreich wirken, auch wenn sich der Erfolg noch lange nicht gezeigt hat. Die Dynamik unserer Persönlichkeit erfassen andere Menschen, wenn wir nur einen Raum betreten. Das hat zum einen mit unserer Körpersprache zu tun, die wir an anderer Stelle noch genauer untersuchen (Seite 121). Außerdem fangen unsere Mitmenschen auf

> **Zu den positiven Energien**
> Wir stellen Ihnen als Erfolg versprechende Verhaltensweisen
> in diesem Zusammenhang vor:
> - Dynamisches Auftreten
> - Initiative
> - Spontaneität
> - Ausdauer
>
> Das Gegenteil dazu zeigt jemand, der sich vorherrschend pas-
> siv verhält, alles auf sich zukommen lässt, sich selten von
> sich aus bewegt und leicht zu verunsichern oder vom Weg ab-
> zubringen ist.

einer eher unbewussten Ebene auf, wie viel innere Kraft wir besitzen und bereit sind, in ein Vorhaben einzubringen.

Wer sich im Vorstellungsgespräch, beim Treffen einer Gruppe, zu Beginn einer Konferenz oder eines Wettkampfs zurück-
zieht, in sich kehrt, den Blicken der anderen ausweicht, leise
spricht und andere Zeichen von Schüchternheit, Unsicherheit
oder gar Verzagtheit aussendet, wird leicht übersehen oder
übergangen.

- Wer also ein Ziel erreichen, Eindruck machen oder sich
  durchsetzen möchte, muss in erster Linie an der Dynamik
  seines Auftretens oder seines Wesens arbeiten.

Wirken Sie dynamisch?
Beobachten Sie sich selbst, oder bitten Sie liebe Freunde, Ihnen
zu sagen, wie Sie in der Begegnung mit anderen wirken. Wenn
Sie das gerne selbst sehen wollen, können Sie auch ein Video
machen lassen oder sich Fotos von sich genau und unter dem
Aspekt ansehen, wie dynamisch bzw. wie zurückgezogen oder
gar schlaff Sie wirken.

Stellen Sie sich z. B. vor, dass Sie alleine ein Restaurant voller
fremder Menschen betreten.

- Wie verhalten Sie sich?
- Wie gehen Sie, wo schauen Sie hin? Verkrampfen Sie sich dabei, schauen Sie auf den Boden, oder blicken Sie anderen Gästen und den Kellnern offen ins Gesicht?

Wenn Sie merken, dass Sie hier ein Defizit haben, sollten Sie nicht nur an Ihrer Haltung und Ihren Bewegungen arbeiten. Ebenso wichtig ist es, innere Stärke und Entschlossenheit überzeugend zu demonstrieren.

Dynamischer auftreten

Selbst wenn Sie sich momentan nicht so fühlen, als würden Sie gerade vor Energie sprühen, können einige Verhaltensweisen den Eindruck erwecken, dass Sie ein wahres Energiebündel sind. Sie werden feststellen, dass Ihr dynamisches Auftreten auch eine positive Rückwirkung auf Ihr psychisches Befinden hat. Probieren Sie es einfach einmal aus.

- Wenn Sie auf eine Gruppe zugehen, tun Sie es mit festen Schritten. Begrüßen Sie die anderen mit klarer Stimme, und seien Sie ihnen auch innerlich zugewandt. Suchen Sie rasch jemanden, der Ihren Blick erwidert, und versuchen Sie sofort, mit ihm ins Gespräch zu kommen.
- Wenn Sie vor anderen Menschen sprechen wollen oder durch einen Raum mit »Zuschauern« gehen (im Restaurant, im Theater, auf dem Flughafen), gehen Sie direkt auf Ihr Ziel los (Vortragspult, Vitrine mit Vorspeisen, Buffet etc.).
- Wenn Sie sprechen, unterstreichen Sie Ihre Worte mit deutlichen, offenen Gesten.
- Werfen Sie sich »in die Brust«, und suchen Sie Blickkontakt.
- Unterstreichen Sie Ihre Dynamik durch die Kleidung. Es mögen kleine Tricks sein, aber sie verfehlen die Wirkung selten: den Kragen von Bluse, Hemd oder Shirt aufstellen; betont schlichten oder großen Schmuck, nur passende Accessoires tragen. So wird Ihr Erscheinungsbild nicht gestört, sondern erhöht. Sie wirken klar und sehr präsent.

Initiative

Ergreifen Sie die Initiative! Wenn Sie etwas wollen, sei es ein schadhaftes Elektrogerät umzutauschen, eine Beförderung zu erreichen, sich mit Ihrer Klavier spielenden Nachbarin auseinanderzusetzen, sich einen lang gehegten Traum wie eine Reise auf die Malediven zu erfüllen – warten Sie nicht (zu lange) auf den richtigen Zeitpunkt – es kann sein, dass diese ideale Situation nie kommt. Sie wissen am besten, wie wenig perfekt das Leben ist, und zu hoffen, dass sich eines Tages alles »einfach so« zum Besten wendet, ist in aller Regel vergebens. Natürlich raten wir Ihnen nicht, unvorbereitet in eine Situation zu gehen und sich blindlings in eine Konfrontation (oder ins Reisebüro) zu stürzen. Aber wenn Sie wissen, was Sie wollen und warum, dann sollten Sie den ersten Schritt tun.

Mit dem Ergreifen der Initiative ist immer auch das Erleben verbunden, dass Sie für einen Moment »vorpreschen« und alleine stehen. Doch je öfter Sie dieses Verhalten an den Tag legen, desto mehr werden Sie lernen, diesen Vorsprung zu nutzen, in dem Sie sich selbst zu Beginn einer Entwicklung an den Kopf des Geschehens setzen und es so besser lenken können. Nichts kann den Vorsprung des ersten Zuges aufholen. Immer gilt der als Initiator, der mit etwas begonnen hat und der eine Idee als Erster – laut hörbar – vorbrachte.

Initiative ergreifen

Es gibt mehrere Zeitpunkte, an denen es günstig sein kann, die Initiative zu ergreifen. Beleuchten wir einige Standardsituationen.

• In aller Regel ist derjenige, der sich in einer Diskussion als Erster meldet, in keiner besonders guten Situation. Der zweite Diskussionsteilnehmer wird sich am Gesagten aufhängen und es zu widerlegen suchen, um sich zu profilieren. Besser ist es, erst am Ende der ersten Gesprächsrunde mit einer Zusammenfassung des bisher Gesagten die Initiative zu ergreifen.

- In einer Gruppe, in der Aufgaben verteilt werden, lohnt es sich dagegen, sofort nach vorne zu gehen und sich einen Anteil an der Entwicklung des beginnenden gruppendynamischen Prozesses zu sichern. Wenn Sie an die Pinnwand oder an die Tafel gehen, um Ergebnisse festzuhalten, können Sie ganz rasch in die Rolle des Moderators oder des Spielleiters schlüpfen.

- Wer eine Gruppe von Kindern betreuen soll, darf sich das Heft nicht gleich am Anfang aus der Hand nehmen lassen. Bereiten Sie sich auf den Moment vor, an dem alle Erwartungen auf Sie gerichtet sind, und machen Sie einen Vorschlag, den Sie sofort mit den Kindern umsetzen. Akzeptieren Sie kein Gemaule. Sie können später immer noch einlenken und den Kindern Freiräume geben.

- Ein letzter Hinweis: Initiative kommt immer dann am besten an, wenn sie auf guter Vorbereitung beruht und zum passenden Zeitpunkt platziert ist. Mit Charme und innerer Überzeugung vorgetragen, wird sie immer gut aufgenommen – besonders, wenn sie den Interessen aller Beteiligten dienlich ist. Der einfache Satz: »Wir machen jetzt eine kurze Pause und öffnen das Fenster!« kann selbst die festgefahrensten Situationen entkrampfen.

Spontaneität

Sie werden es sicher schon mehr als einmal beobachtet haben – bei Gleichstand zweier Gegner in einer Situation wurde es oft dadurch wieder spannend, dass einer eine Kehrtwendung machte, auf die der andere nicht gefasst war. Er wusste keinen Konter, ihm fiel so rasch kein Gegenargument ein, und den Sieg hatte die Spontaneität errungen.

Diesen Vorteil durch einen »eigenen, inneren Antrieb« kann man natürlich nur nutzen, wenn man ein eher spontaner Typ ist und eine Menge Erfahrung mit solchen Aktionen hat. Denn Spontaneität wird das Gegenüber immer verwirren. Dann kann es im schlimmsten Fall passieren, dass der Partner sich innerlich verbarrikadiert oder das Gespräch abbricht. Es gilt also, Spontaneität möglichst bewusst einzusetzen. Dann kann man die Reaktion des Partners beobachten und gegebenenfalls eine entstandene Lücke schließen. Sollte diese Aktion gelingen, hat man allerdings ein sehr deutliches Zeichen der eigenen Überlegenheit gegeben.

Kleine Selbstbefragung
Bitte überprüfen Sie anhand der folgenden kurzen Checkliste, ob Sie dazu neigen, im Gespräch Spontaneität zu zeigen.

1. Ziehen Sie gerne überraschende Resümees?

   ○ Ja   ○ Nein

2. Haben Sie oft ein Zitat parat, das die Situation toppt?

   ○ Ja   ○ Nein

3. Fällt es Ihnen leicht, verfahrene Situationen mit einem Scherz zu entspannen?   ○ Ja   ○ Nein

4. Können Sie etwas vorschlagen, das eine aufkommende Spannung abpuffert, wie eine Pause, ein Spiel?   ○ Ja   ○ Nein

5. Gelingt es Ihnen immer wieder, ein Gegenüber durch Offenheit aus der Reserve zu locken?   ○ Ja   ○ Nein

Spontaneität kann man üben
Je mehr dieser Fragen Sie mit Ja beantworten, desto mehr natürliche Spontaneität werden Sie besitzen – oder Sie haben dieses Verhalten bereits bewusst trainiert.

Haben Sie die meisten Fragen dagegen mit Nein beantwortet, sind Sie kein Meister der Spontaneität. Wenn Ihnen das Spontane überhaupt nicht liegt und Sie sich verkrampfen, wenn Sie sich nur vorstellen, ohne Vorbereitung oder genaues Konzept sprechen oder handeln zu müssen, dann üben Sie spontanes Verhalten lieber erst einmal nur im ganz privaten Kreis.

Wer z. B. im Gespräch spontaner werden möchte, muss viele Gesprächssituationen erleben. Dann wird er ein Gefühl dafür entwickeln, wann sein Gegenüber »nachlässt«. In solchen Momenten ist eine spontane Wendung der Gedankengänge meist gut platziert. Das kann ein abrupter Themenwechsel hin zu dem sein, was Sie tatsächlich bewegt: »Und was hältst du jetzt wirklich vom neuen Kindergartenleiter?« Wenn Sie im Einklang mit einem inneren Gefühl handeln, wird das spontan Gesagte meist in irgendeiner Art richtig sein.

Ausdauer

Wenn Sie Dynamik, Initiative und Spontaneität gezeigt haben, haben Sie sich in aller Regel – bildhaft gesprochen – vom Feld abgesetzt, das Ihnen nun ganz natürlich zu folgen beginnt. Nun muss sich zeigen, ob die Energie, die Sie bisher aufbrachten, um schnell oder sogar spontan nach vorne zu gehen, dazu ausreicht, die Situation auch weiterhin »im Griff« zu behalten.

Wer von Haus aus ein Mensch ist, der Ausdauer besitzt, dem wird es leichter fallen, eine Aufgabe mit wohl dosierter Kraft anzugehen. Dennoch kann auch jemand, der vom Typ her zur Sprunghaftigkeit neigt, alle anderen einholen, wenn er gelernt hat, seine Kraft aufzubauen und zu bündeln. Das gilt einmal ganz grundsätzlich für das Trainieren der körperlichen Kraft – es gilt ebenso für das Training der inneren Kraft und den Aufbau mentaler Energien.

Tipps zum Aufbau von Ausdauer

Ob es sich um die Organisation eines Kindergeburtstags oder um eine Vertragsverhandlung handelt – wer »A« gesagt hat, muss auch die Kraft haben, »B« zu sagen, sonst verliert er seinen Vorsprung wieder und damit den Freiraum, um seinen Anfangserfolg festigen zu können. Wenn Sie dazu neigen, Tätigkeiten mit Feuereifer anzugehen, diese Energie aber bald verpufft und Sie das Gefühl haben, die Sache würde Ihnen über den Kopf wachsen (oder zu langweilig werden), gehen Sie bewusst daran, an dieser Schwäche zu arbeiten. Zeigen Sie für den Anfang Ausdauer darin, dieses Thema nicht aus den Augen zu verlieren!

Schaffen Sie sich auch zu Hause eine Umgebung, in der Sie Kraft tanken können und in der Sie Ruhe finden. Überlegen Sie, ob Menschen, die Sie ständig »brauchen«, nicht bei Ihnen ihre Energien auftanken. Wenn Sie das merken, dürfen Sie mit allem Recht der Welt Nein sagen.

Geistige Ausdauer hängt übrigens durchaus eng zusammen mit Ihrer körperlichen Fitness. Wer sich ständig schlapp und müde fühlt, kann auch auf mentalem Gebiet nichts leisten. Sehr bewährt hat sich das Training von Ausdauersportarten oder die Auseinandersetzung mit den ganzheitlichen fernöstlichen Körpertherapien. Suchen Sie sich eine aus, die Sie genügend fasziniert und begeistert, um sie über einen längeren Zeitraum auszuüben. Alle diese Therapien wie Yoga, Qi Gong, Tai-Chi oder Feldenkrais bewirken, dass Sie Ihre Aufmerksamkeit auf den freien Fluss und die Kraft Ihrer Lebensenergie gerichtet halten.

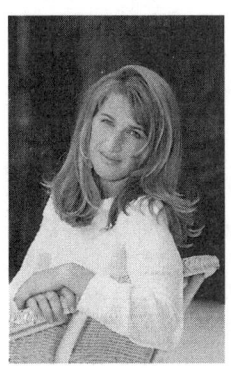

»Rückschläge muss man positiv verarbeiten, d.h. man muss aus ihnen lernen. Man darf sich andererseits aber auch nicht allzu lange mit ihnen beschäftigen, sondern muss den Kopf frei bekommen für neue Aufgaben und Herausforderungen. Dies ist natürlich nicht ganz einfach, wenn man hohe Erwartungen an sich selbst hat und sich nicht so leicht Fehler verzeihen kann.«

Zauberwort »Präsenz«

Warum schauen in »Wetten dass…?« alle auf Thomas Gott-
schalk – sind es die blonden Locken, ist es das Lächeln, sind es
seine Scherze? Warum scharen sich auf einer Party alle Männer
um die etwas zu laute, nicht einmal besonders schöne Person
dort in der Mitte des Raums?

Ganz augenscheinlich sind manche Menschen natürliche
Stars, während andere, die ihnen an Intelligenz, Schönheit,
Können und inneren Werten weitaus überlegen sein können,
ein eher unbeachtetes Dasein fristen.

Der zentrale Begriff, der ein bestimmtes Verhalten zusammen-
fasst, das den sichtbaren Anteil am Erfolg ausmacht, ist Präsenz. Das Wort meint »da sein«, doch genau damit ist es nicht
getan. Wie man da ist und ganz da ist – das entscheidet darüber,
ob man auch Präsenz hat. Abgesehen davon, dass man auch
Geistesgegenwart und die Fähigkeit braucht, im Hier und Jetzt
ganz anwesend zu sein – um wirklich präsent zu wirken, ist es
die innere Einstellung gegenüber Menschen und Situationen,
die auf Gelassenheit, Lockerheit und Selbstbewusstsein beruht,
die die Präsenz eines Menschen verstärken. Verkrampftes Verhalten jeder Art macht dagegen die Präsenz kaputt. Wer zu Boden sieht, die Hände knetet und unsicher wirkt, überzeugt niemanden.

Leben im Hier und Jetzt

Wir bitten Sie, gleich als Einstieg in diesen Abschnitt einen
kleinen Test zu Ihrem Verhalten zu machen.

1. Nehmen Sie die Menschen bewusst wahr, die mit Ihnen in
   der U-Bahn, im Bus, im Wagen neben Ihnen unterwegs sind?

   ○ Ja   ○ Nein

2. Sehen Sie die Veränderungen auf Ihren täglichen Wegen?

   ○ Ja   ○ Nein

3. Werfen Sie im Vorübergehen immer einen Blick auf die Schlagzeilen der Zeitung? ○ Ja ○ Nein

4. Merken Sie es, wenn sich die Werbeplakate ändern? ○ Ja ○ Nein

5. Gehen Sie in Gedanken bereits den Tag durch und überlegen, was Sie mit wem besprechen wollen? ○ Ja ○ Nein

Auswertung

Wenn Sie die Fragen 1 bis 4 mit Ja beantwortet haben und Frage 5 mit Nein, haben Sie eine starke Tendenz, im Hier und Jetzt zu leben. Das ist eine gute Basis, um auch auf andere präsent zu wirken, und Sie sollten dieses Verhalten ganz bewusst weiter trainieren.

Wer bei sich eine Tendenz feststellt, nicht mit allen fünf Sinnen ganz in der gegenwärtigen Situation zu leben, wer zum Tagträumen neigt, zum Grübeln, zum Nachdenken, kann einmal einen kleinen Test mit sich selbst machen: Lehnen Sie sich zurück, atmen Sie zwei- bis dreimal tief durch, und nehmen Sie sich selbst ganz deutlich und bewusst wahr. Merken Sie, wie Sie sich entspannen? Wer so wach und aufmerksam dem Leben gegenübertritt, ist für jede Situation gut gewappnet, denn er tritt Menschen unbefangener gegenüber, kann unverkrampft einige Worte sagen, die als lockere Einleitung zu jedem Gespräch – auch am Telefon – eine gute Basis geben.

Aufmerksam durchs Leben gehen

Auch das Leben im Hier und Jetzt kann man schulen. Sie werden merken, dass auch Sie selbst mehr Aufmerksamkeit und Interesse von anderen erhalten, wenn Sie dieses Dasein trainieren.

• Bevor Sie das nächste Mal aus dem Haus gehen, machen Sie sich bewusst, wer Sie sind und wo Sie sind. Dann betrachten

Sie auf dem Weg alle Menschen, die ihnen entgegenkommen, genau – ohne sie anzustarren, was die meisten verunsichern würde.

- Bleiben Sie einen Moment stehen, bevor Sie das nächste Mal einen Raum mit anderen Menschen betreten. Stellen Sie sich vor, dass alle Sie ansehen werden, wenn Sie die Tür öffnen. Machen Sie die Tür auf, sagen Sie klar und vernehmlich einen Gruß, und begegnen Sie den anderen freundlich und offen.

- Ob zu Hause oder am Arbeitsplatz: Nehmen Sie sich immer wieder einmal einen Moment, an dem Sie sich ruhig hinsetzen oder -stellen, und betrachten Sie Ihre Umgebung, bis Sie merken, dass Ihr Atem regelmäßig geht und Sie innerlich frei sind.

- Offene Verhaltensweisen, die die Präsenz erhöhen, sind Gelassenheit, Lockerheit, Selbstbewusstsein.

Gelassenheit

Hektisch und verkrampft zu sein ist heute sicher nicht schwer. Wir haben alle ein tägliches Arbeits- und Aufgabenpensum zu bewältigen, das in aller Regel das übersteigt, was innerhalb von 24 Stunden gut machbar ist. Wer sich diszipliniert und organisiert und sein Pensum trotzdem schafft, wird in aller Regel auch geachtet und meist sogar (zumindest insgeheim) bewundert.

Aber wirklich beliebt sind Menschen, denen es gelingt, dabei nicht angespannt zu wirken, sondern gelassen. Dieses Verhalten werden Sie, wenn Sie einmal kritisch Ihren privaten Bekanntenkreis oder Ihre Kollegen vor Ihrem inneren Auge Revue passieren lassen, vermutlich recht selten finden. Auch in der Öffentlichkeit stehen nur wenige Menschen, die nicht verkrampft wirken.

Denjenigen, die den täglichen Ärger, Stress und eben die Wechselfälle des Lebens unaufgeregt und gelassen angehen, bringt man sofort mehr Vertrauen entgegen.

Kleine Selbstbefragung zur Gelassenheit
Ob Sie zu einem gelassenen Verhalten neigen oder eher der wirbelige, nervöse Typ sind, können Sie hier testen.

1. Auch vor einem gut vorbereiteten Vortrag sind Sie generell nervös. ○ Ja   ○ Nein

   Sie sehen Ihrer Ansprache gefasst entgegen. ○ Ja   ○ Nein

2. Sie sind auf einer Party. Auf einmal kommen wichtige neue Gäste, denen Sie vorgestellt werden. Fragen Sie sich: »Wer die wohl sein mögen?« ○ Ja   ○ Nein

   Oder denken Sie panisch: »Oh Gott, wie sehe ich aus?«
   ○ Ja   ○ Nein

3. Wirken Sie, wenn Sie in Eile sind, weil ein Termin drückt, hektisch und fahrig? ○ Ja   ○ Nein

   Oder gut gelaunt und konzentriert? ○ Ja   ○ Nein

4. Sie sitzen mit Geschäftsbesuch im Restaurant. Ein neuer Kellner bedient sie. Er hat Ihre Bestellung nach einiger Zeit aufgenommen und ist in Richtung Küche verschwunden. Nun kommt er sicher schon das fünfte Mal vorbei, und wieder hat er nur Teller für andere Tische dabei.
   Sie schnippen – nicht zu laut – mit den Fingern und sagen in genau dem richtigen amüsiert-gelassenen Ton: »Herr Ober.«
   ○ Ja   ○ Nein

   Oder Sie knallen die Serviette auf den Tisch und fragen laut nach dem Geschäftsführer. ○ Ja   ○ Nein

5. Die Chefin hat einen Fehler gefunden, der Ihnen nicht aufgefallen ist. Sie weist Sie in sachlichem Ton darauf hin.

Sie entschuldigen sich vielmals.　　　　O Ja　　O Nein

Sie sagen: »Hoppla, das habe ich gar nicht gesehen.«

　　　　　　　　　　　　　　　　　　O Ja　　O Nein

Auswertung

Sie sehen: Je unaufgeregter und souveräner man in jeder Situation und Lebenslage bleibt, desto gelassener ist man. Wenn diese Eigenschaft Sie fasziniert, sollten Sie sie unbedingt zu einem Teil Ihres Verhaltens machen. Echte Gelassenheit, die nichts mit Nachlässigkeit und nur wenig mit Lässigkeit zu tun hat, ist eine Qualität, die selbst unter höchsten Führungspersönlichkeiten selten ist.

Ein Aspekt ist in diesem Zusammenhang die innere Einstellung, die man anderen Menschen gegenüber einnimmt. Je wohlwollender Sie sich ihnen zuneigen, desto mehr Wärme gewinnt Ihr Auftreten, was in Kombination mit hoher fachlicher

Selbstbewusstsein

Im Grunde kreisen wir bei dem Versuch, die Präsenz erfolgreicher Menschen zu erfassen und sie selbst für uns zu wecken und auszustrahlen, um einen mehrschichtigen Kern. Zu ihm gehört neben Leben im Hier und Jetzt und Gelassenheit unbedingt auch Selbstbewusstsein. Wir erkennen Personen mit »gesundem Selbstbewusstsein« im Grunde auf den ersten Blick. Sie lassen sich keine Ungerechtigkeiten gefallen, sie sprechen klar und angstfrei, sie gehen auf andere ganz selbstverständlich zu. Bitte notieren Sie in den folgenden Zeilen Ihre ganz persönliche Definition von Selbstbewusstsein.

_____

_____

_____

_____

Kompetenz eine fast magische Wirkung auf andere haben kann. Natürlich ist ein solches Verhalten Ausdruck innerer Reife und stellt sich nicht von heute auf morgen ein.

Tipps zur Gelassenheit
Es gibt viele Wege zu größerer Gelassenheit. Der richtige hängt von Ihren persönlichen Bedürfnissen ab: Suchen Sie z. B. eher geistige Ablenkung oder Entspannung?

- Alle ganzheitlichen Körpertherapien, die Sie mehr zu sich, zum Kern Ihrer Persönlichkeit führen, machen Sie gelassener. Das sind z. B. Yoga, Feldenkrais oder die Reflexzonen-Massage.
- Beschäftigen Sie sich mit Philosophie.
- Öffnen Sie sich bewusst dem Erleben der freien Natur.
- Wenn Sie ein spiritueller Mensch sind, wird Ihnen das Erleben von Gebet, Meditation und den Wundern der Schöpfung den Zugang zu tiefster Gelassenheit weisen.

Kommunikation

Wenn Sie tatsächlich an den bisher vorgestellten drei Punkten – Hilfsmittel, Energie, Präsenz – gearbeitet haben, dann sind Ihre Strategien besser geworden, und Sie können mit Sicherheit bereits erste Erfolge verbuchen. Vermutlich sind Sie Ihrem Ziel ein ganzes Stück näher gekommen. Außerdem wirken Sie dynamischer und selbstbewusster.

Da sich Ihre Persönlichkeit verändert hat, werden Sie nun eine Veränderung im Verhalten der anderen erleben. Sie stehen nicht mehr an der Peripherie des Geschehens, sondern dringen immer weiter in seinen Kern vor. Dazu gehört, dass andere Menschen in Ihrem Umfeld erscheinen – oder dass Bekannte Sie auf neue Weise wahrnehmen. Sie werden eine erhöhte Bereitschaft von Seiten dieser Personen spüren, mit Ihnen in Kontakt zu treten. Nun kommt es ganz alleine auf Sie an, wie Sie dieses Klima der Aufmerksamkeit, die Ihnen gilt, nutzen.

Sie sollten, wenn Sie so weit sind, alles über Kommunikation wissen und dieses Wissen entsprechend anwenden können.

Das Grundkonzept der Kommunikation und seine Anwendung

Natürlich wissen Sie, was Kommunikation ist: Kommunikation ist, wenn zwei oder mehr Menschen miteinander reden – dafür bedarf es doch kaum der Wissenschaft, nicht wahr? Wer so denkt und glaubt, dass er auf diesem Sektor nichts zu lernen oder zu verbessern braucht, wird nie wirklich erfolgreich sein. Andere Menschen wollen etwas von uns wissen und wir mit ihnen auf die rechte Art und Weise kommunizieren – und zwar aus den unterschiedlichsten Gründen. Dazu ist es hilfreich, die Kommunikation einmal aus der Distanz mit den Augen der Soziologen und Psychologen zu betrachten.

- Der Definition nach ist Kommunikation ganz allgemein jeder Prozess, bei welchem ein Sender über einen Kanal eine Nachricht aussendet, auf die der Empfänger reagiert. Diese Reaktion nennt man auch Feedback.

Innere Filter

Was sich nun als Grundmuster der Kommunikation ganz einfach anhört, wird dadurch erschwert – und oft fast unmöglich gemacht –, dass jeder von uns die Nachricht des Senders immer nur durch einen Filter hört. Ein ganz einfaches Beispiel kann das schon erläutern:

- Person A sagt, was sie für notwendig hält
- Person B hört, was für sie zu hören nützlich ist
- Dann antwortet Person B – wobei sie auf das antwortet, was sie hörte, nicht auf das, was A sagte
- Person A hört nun, was für sie von Bs Antwort nützlich zu hören ist

Doch außer dem, der das für uns Nützliche durchlässt – übrigens einem weltweit sehr weit verbreiteten Filter –, gibt es andere, nicht minder starke Filter, die das, was ein anderer sagt, verzerren. Diese Filter können psychologischer Natur sein wie die Wahrnehmungsfilter, die dadurch entstehen, dass man eine bestimmte Einstellung zu etwas oder jemandem hat. Wahrnehmungsfilter sind so vielfältig wie die Menschheit selbst: Sie entstehen durch unterschiedliche Herkunft, Erziehung, Gruppenzugehörigkeit und Lebenserfahrungen.

Auch vorgefertigte Überlegungen für einen Lösungsweg können dazu beitragen, dass wir jemanden falsch verstehen. Jeder von uns weiß, dass man nicht mehr wirklich zuhört, wenn man Emotionen ausgeliefert ist – mögen sie schön sein wie die Verliebtheit oder zerstörend wie Zorn, Misstrauen und Eifersucht.

Nicht zuletzt müssen wir bedenken, dass auch kulturelle Unterschiede Filter in ein Gespräch einbauen. Wo wir denken, uns klar auszudrücken und eine Absicht eindeutig zu zeigen, kann das von einem Angehörigen einer anderen Kultur völlig anders wahrgenommen werden, als wir es beabsichtigten. Solche Beispiele finden sich vor allem in den Zeichen der nonverbalen Kommunikation unter Menschen, die aus verschiedenen Kulturkreisen stammen. Ein ebenso einfaches wie extremes Beispiel ist das Kopfschütteln, das bei uns Verneinung, bei Indern Zustimmung signalisiert.

Nonverbale Kommunikation

Doch Kommunikation ist mehr als der Austausch von Informationen, formulierten Gedanken und Überlegungen. Man hat herausgefunden, dass wir nur zu drei Prozent über das gesprochene Wort kommunizieren – die übrigen 97 Prozent unserer Verständigung übernimmt als zweite Ebene die Körpersprache. Das heißt, wir teilen unserem Gesprächspartner durch Mimik, Gestik und Haltung deutlich mehr mit als mit dem gesprochenen Wort – so er sie zu deuten weiß.

Die Ursprünge der Körpersprache

Folgende Elemente der nonverbalen Kommunikation werden unterschieden:

- *Angeborene Handlungen:* Verhalten zwischen Mann und Frau, Mutter und Baby.
- *Selbstentdeckte Handlungen:* Da selbstentdeckte Handlungen oft unbewusst oder ohne klaren Grund ausgeführt werden, kann man sie leicht mit angeborenen Verhaltensmustern verwechseln. Die Möglichkeiten, Hände, Arme und Beine zu gebrauchen und zu bewegen, sind z. B. von Natur aus bei allen Menschen gleich. Andere Bewegungen, wie etwa eine bestimmte Art zu stehen oder die Arme zu verschränken, eignen wir uns unbewusst im Laufe des Heranwachsens an.
- *Übernommene Handlungen:* Handlungen, die wir unbewusst von anderen übernehmen. Hier gibt es Unterschiede zwischen verschiedenen Gruppen und Kulturen.
- *Angelernte Handlungen:* Hierzu zählen z.B. das Händeschütteln oder das Augenzwinkern, das Pfeifen oder Beifallklatschen.
- *Gemischte Handlungen:* Handlungen, die wir gleichzeitig auf verschiedenen Wegen erwerben. Diese Verhaltensmuster setzen sich zusammen aus genetischen Anlagen, persönlicher Entdeckung, sozialbedingter Übernahme und bewusstem Erlernen. So ist beispielsweise das Sitzen mit übereinander geschlagenen Beinen individuell als angenehme und entspannende Haltung entdeckt worden. Die exakte Form dieser Haltung in der Öffentlichkeit richtet sich sehr bald nach ungeschriebenen Regeln der Gesellschaft.

Es ist vor allem die Welt der Gefühle, unseres inneren Befindens und unserer wahren Absichten, die wir nonverbal zum Ausdruck bringen. Das ganze subjektive persönliche Erlebnis einer Gesprächssituation ist für einen aufmerksamen Betrachter in diesen Signalen erkennbar.

Es ist durchaus von Bedeutung, beide Kommunikationsebenen – die verbale und die nonverbale – richtig zu verstehen, denn oft bleibt eine wichtige zusätzliche Information unausgesprochen, oder es gibt gar einen Widerspruch zwischen dem Gesagten und dem Gemeinten.

Nonverbale Zeichen deuten

Natürlich ist jemand, der die Körpersprache der anderen sehr gut erkennen und verstehen kann, bereits im Vorteil. Es gibt Menschen, bei denen diese Fähigkeit anscheinend von Natur aus stärker ausgeprägt ist als bei anderen. So sind Schauspieler, Tänzer, Pantomimen und viele Lehrer schon als Kinder fähig, andere so nachzuahmen, dass man sich vor Lachen biegt. Dieses Talent beruht zu einem großen Teil auf einer sehr guten Beobachtungsgabe.

Wir möchten Ihnen an dieser Stelle nur einige Hinweise geben, damit Sie in Zukunft bewusster nach den Signalen Ausschau halten können, die Ihr Gegenüber gibt. Beobachten Sie vor allem das Gesicht Ihres Gesprächspartners. Mit der Zeit bekommen Sie Übung darin, ein Stirnrunzeln, das Zusammenkneifen der Augen, die Bewegungen des Kinns zu deuten. Dabei ist es immer von Bedeutung, die Mimik in Kombination mit den Bewegungen des gesamten Körpers zu sehen. Das Vor- und Zurücklehnen, das Herumrutschen, aber auch die Stellung von Füßen und Beinen, die Haltung der Arme und nicht zu vergessen die Gesten der Hände sprechen Bände und geben Ihnen viel Gelegenheit zu verstehen.

Wenn Sie dann noch lernen, die Körperhaltung (gelöst, verkrampft, schlaff, gespannt ...) zu deuten und auf die Veränderungen der Sprache, der Lautstärke, des Rhythmus und des Tempos zu achten, haben Sie die wichtigsten Elemente der Körpersprache eines Gegenübers erfasst.

Mehrdeutige Signale

Da die Signale der Körpersprache nicht eindeutig sind, müssen sie immer im Gesamtzusammenhang der Situation und der beteiligten Personen gesehen und bewertet werden. Schweigen kann z. B. bedeuten:

- Ich mag nicht reden, weil ich müde bin.
- Ich mag nicht reden, weil ich enttäuscht bin.
- Der Gesprächsstoff interessiert mich nicht.
- Ich habe nichts zu sagen.
- Ich fühle mich nicht verstanden.
- Ich will mit diesem Partner nichts zu tun haben.

Das Schweigen kann also nur im Zusammenhang mit weiteren körpersprachlichen Signalen und unter Berücksichtigung vorausgegangener Geschehnisse richtig interpretiert werden.

Glaubhaftigkeitsskala

Besonders interessant ist es natürlich, nach Signalen Ausschau zu halten, die dafür sprechen, dass jemand ganz andere Absichten verfolgt, als jene, die er offen äußert und die er uns glaubhaft machen möchte. Es gibt eine kleine Liste von Zeichen, die solche Absichten »verraten«. Dazu gehören die körperlichen Reaktionen, die man nur schwer bewusst kontrollieren kann (so genannte autonome Signale) wie Schwitzen, Erblassen, Zucken im Gesicht, schnellerer Atem, ruckartige Bewegungen des Fußes. Allgemeine Unruhe oder nicht identifizierbares Gestikulieren zeigen Ihnen, dass Ihr Gegenüber nicht mit sich im Reinen ist.

Welche Signale geben Sie?

So wie Sie die Signale Ihres Gegenübers lesen können – so ist es natürlich auch umgekehrt. Um sich selbst besser wahrzunehmen, kann man seine körperlich-kinästhetische Intelligenz üben. Darunter versteht man die Fähigkeit eines Menschen, sich seiner Bewegungen und seines Ausdrucks bewusst zu sein.

Ein gezieltes Training dieser besonderen Form der Intelligenz lohnt sich wahrscheinlich nur für Personen, die exponiert in der Öffentlichkeit leben, die viele gesellschaftliche Verpflichtungen haben oder zu deren Berufsbild die häufige Teilnahme an Konferenzen auf hoher Ebene gehört. In einem solchen Rahmen reicht es nicht mehr aus, einfach ein »Pokerface« zu wahren, um möglichst wenig Angriffsfläche zu bieten.

Kommunikationsarten

Zum Schluss dieser Ausführungen über die Kommunikation möchten wir Sie noch auf ein Phänomen hinweisen, das uns die reibungslose Kommunikation und das gegenseitige Verstehen sehr erschweren kann. Sie werden es schon öfter bemerkt haben, dass Menschen auf verschiedenartigste Weise mitteilen, dass sie etwas wollen.

Man kann dabei vier Grundtypen unterscheiden, und wir geben Ihnen mit einer kleinen Selbstbefragung die Möglichkeit, sich selbst besser kennen zu lernen – und ein Auge für die anderen Grundtypen zu entwickeln.

Die Situation: Sie sind bei Ihren alten Freunden Klaus und Sylvia eingeladen, die ausgiebig vom letzten Urlaub erzählen. Sie bekommen langsam aber sicher richtigen Hunger. Was tun Sie?

- ○ Typ A: Sie sagen: »Ich habe aber schon lange nichts mehr gegessen.«
- ○ Typ B: Sie sagen: »Ich habe Hunger.«
- ○ Typ C: Sie gehen in die Küche und holen sich ein Stück Brot.
- ○ Typ D: Sie beginnen, demonstrativ in Richtung Küche zu schnüffeln.

Zu welchem Typ gehören Sie?

- Typ A: Der so genannte verbal-indirekte Typ bedient sich gerne der Sprache, wird aber aus Gründen, die Höflichkeit oder Vorsicht sein mögen, den anderen nicht direkt mit seinen Wünschen konfrontieren. Ihm mit einer klaren Antwort zu begegnen kann ihn verletzen, schockieren oder verwirren, da er dahinter weitere Beweggründe vermutet. Typ A muss vor allem lernen, einen wirklichen Affront von einer für Typ B völlig »normalen« Aussage zu unterscheiden.

- Typ B: Der verbal-direkte Typ sagt klipp und klar – und möglichst unmissverständlich –, was er möchte. Er nimmt es nicht übel, wenn Sie ebenso klar und direkt antworten, im Gegenteil erwartet er es. Typ B muss lernen, hinter den vorsichtigen Formulierungen von Typ A nicht gleich eine Intrige zu vermuten – und er sollte ganz bewusst auf die Signale von Typ D achten!

- Typ C: Der nonverbal-direkte Typ hält sich nicht lange mit Reden auf. Er handelt. Ihn in ausgedehnte Diskussionen zu verwickeln bereitet ihm körperliches Unbehagen, und Sie werden rasch einen gereizten Gesprächspartner vor sich haben. Typ C muss Geduld und Gelassenheit im Umgang mit den anderen Kommunikationspartnern lernen. Es hilft ihm in jedem Fall, wenn er lernt, wie man Gespräche begrenzt, ohne sein Gegenüber zu düpieren.

- Typ D: Der nonverbal-indirekte Typ ist in seinen Signalen für die anderen Typen sehr schwierig zu fassen. Es kann daher sein, dass er sich immer wieder unverstanden und ausgebootet fühlt. Das liegt daran, dass andere, weniger komplex ver-

---

Zum Umgang mit anderen

Ein erfolgreicher Umgang mit Partnern, Kollegen und Bekannten beruht auf drei wesentlichen Grundpfeilern. Wer sich dieser Aspekte bewusst ist, verhält sich:

- kommunikativ
- führungsstark
- loyal

Die Gegensätze dazu wären verschlossenes, devotes und treuloses Verhalten.

anlagte Menschen seine Botschaften teilweise nicht verstehen oder nicht richtig deuten. Typ D ist gut beraten, wenn er lernt, die übrigen drei Kommunikationstypen zu erkennen und in deren Sprache zu kommunizieren.

Feedback

Feedback ist heute in aller Munde. Man spricht von Feedback, von Bio-Feedback ... Ursprünglich ist Feedback ein Begriff aus der Kybernetik, also aus dem Bereich der Wissenschaft, der sich mit der Gesetzmäßigkeit von komplexen Geschehen wie Steuerungs- und Regelungsvorgängen beschäftigt. Als Feedback bezeichnet man in diesem Zusammenhang bewusste und gezielte Rückkopplungs-Mechanismen, mit deren Hilfe man sonst autonome, d. h. unbewusste körperliche oder geistig-seelische Prozesse beeinflussen kann, wie z. B. die Durchblutung oder die Schmerzempfindung.

Die Kommunikationswissenschaftler beschreiben mit Feedback die Rückmeldung, die eine Person A bekommt. Es ist eine Mitteilung, die A darüber informiert, wie ihre Verhaltensweisen bei anderen »ankommen«. Das heißt, wie andere Menschen A wahrnehmen, verstehen und erleben.

Im Rahmen der Kommunikation hat das Feedback eine überaus wichtige Bedeutung, denn es verändert das Selbstbild eines Menschen: Feedback ergänzt unser Selbstbild durch ein Fremdbild, nämlich durch das Bild, das andere von uns haben.

Was wissen wir über uns?
Jeder hat ein Bild von sich. Aber auch andere haben ein Bild von uns – wissenschaftlich betrachtet, kann man recht anschaulich beschreiben, wie diese Selbst- und Fremdwahrnehmung zusammenhängen. Bitte betrachten Sie sich das folgende Bild genauer. Es ist das nach den Urhebern Joe Luft und Harry Inham benannte »Johari-Fenster«, das deutlich macht, dass man die mögliche Information über eine Person in ein Fenster mit vier

	Mir bekannt	**Mir unbekannt**
Anderen bekannt	I Arena	III Blinder Fleck
Anderen unbekannt	II Fassade	IV Unbekannt

Feldern teilen kann. Es gibt demnach Persönlichkeitsanteile, die sind:

- Mir und anderen bekannt: *die Arena*. Was mir und anderen über mich bekannt ist, wird als Arena bezeichnet. Hier spielt sich offenes und öffentliches Verhalten ab.
- Mir bekannt und anderen unbekannt: *meine Fassade*. Was mir bekannt, anderen aber unbekannt ist, gilt als Fassade. Hier verberge ich anderen also bewusst etwas oder spiele ihnen etwas vor.
- Mir und anderen unbekannt: *allen unbekannt*. Was mir und anderen unbekannt ist, wird als Unbekanntes (oder Unbewusstes) bezeichnet. So hat jede Person z. B. unbewusste Wünsche oder Potenziale, von denen weder sie noch die anderen wissen.
- Das interessanteste Feld in diesem Zusammenhang, in dem Feedback richtig wehtun und uns unvorbereitet treffen kann, ist *das Feld des Blinden Flecks*. Hier gibt es einen Teil meiner eigenen Persönlichkeit, der mir unbekannt ist, den aber andere kennen. Andere nehmen also Verhaltensweisen an mir wahr, die mir gar nicht bewusst sind – sie sehen Sachen, die ich nicht sehe.

Wie nutzt uns Feedback?
Sinn des Feedbacks ist natürlich nicht, jemanden mit Wissen über seinen Blinden Fleck zu verletzen. Ziel des Feedbacks ist es aber, mehr über sich zu erfahren und den anderen mehr über sich mitzuteilen. Feedback ist der Spiegel, den andere Ihnen vorhalten.

Das mögliche Ausmaß an Feedback und seine Wirkung hängen weitgehend vom Vertrauen zwischen den jeweils betroffenen Personen oder innerhalb einer Gruppe ab sowie von der Art und Weise, wie Feedback gegeben wird. Wenn alle Beteiligten (Gruppen-, Team-, Abteilungsmitglieder etc.) zunehmend bereit sind, sich gegenseitig solche Hilfe zu geben, dann wachsen die Möglichkeiten des voneinander Lernens in erheblichem Maße.

Wenn Sie also ein Feedback erbeten haben und es bekommen, dann müssen Sie auch fähig sein, damit umzugehen. Das heißt zunächst einmal nicht, mit Gegenargumenten »zurückzuschießen« und sich zu verteidigen! Sehen Sie ein Feedback immer als eine Chance, etwas besser zu machen. Die Wirksamkeit dieser Hilfestellung hängt maßgeblich vom Grad der Offenheit ab, mit der sie es empfangen. Sie sollten während des Feedbacks nur zuhören, nachfragen und klären – besonders, wenn man Ihnen etwas sagt, das Sie nicht über sich wussten. Freuen Sie sich über jedes Feedback, und bedanken Sie sich dafür!

Woran erkenne ich hilfreiches Feedback?
Ein verantwortungsvoll gegebenes Feedback erkennen Sie an diesen Merkmalen oder Formulierungen:
- Es stützt und fördert positive Verhaltensweisen, da diese anerkannt werden. Ein typischer Satz wäre: »Durch Ihre klare Analyse haben Sie uns wirklich geholfen, das Problem deutlicher zu erkennen.«
- Es korrigiert Verhaltensweisen, die dem Betreffenden und der Gruppe nicht weiterhelfen oder die mit der eigentlichen Intention nicht genügend konform gehen. Ein typischer Satz

wäre: »Es hätte mir mehr geholfen, wenn Sie sich mit Ihrer Meinung nicht zurückgehalten, sondern sie offen geäußert hätten.«

- Es klärt die Beziehungen zwischen Personen und hilft, den anderen besser zu verstehen. Ein typischer Satz wäre: »Ursprünglich dachte ich, wir könnten in dieser Konstellation nicht zusammenarbeiten, nun aber sehe ich, dass wir uns sehr gut miteinander verstehen.«

Die drei Phasen des Feedbacks

Wenn Sie selbst in der Situation sind, jemand anderem ein Feedback zu geben, sollten Sie wissen, dass Feedback in drei Phasen abläuft, wenn es ein vollständiger Prozess sein soll.

- Lassen Sie den anderen wissen, was Sie über sich selbst denken und was sie fühlen. Sie zeigen mit diesem Verhalten, dass Sie nicht die Absicht haben, über die andere Person zu richten.
- Nachdem Sie dem anderen so die Angst genommen haben, entblößt zu werden, können Sie ihn wissen lassen, was Sie über ihn denken und fühlen. Nicht umsonst spricht man von dieser Phase des Feedbacks als der Phase der Konfrontation. Dies ist immer ein sensibler Moment.
- Versuchen Sie entstandene Spannungen aufzulösen, ehe Sie gemeinsam weitergehen, indem Sie einander sagen, was Sie über sich selbst und den anderen denken und fühlen.

Da Sie Ihr Gegenüber nicht verletzen wollen – ebenso wenig, wie Sie selber verletzt werden möchten! –, ist es gut, einige Regeln zu beherzigen, die ein Feedback im angemessenen Rahmen ermöglichen. Die beste Voraussetzung ist übrigens, dass man Sie wirklich bittet oder klar auffordert, ein Feedback zu geben. Seien Sie sich des erwiesenen Vertrauens bewusst, und zeigen Sie nun, dass Sie es auch verdienen, indem Sie sich um eine akzeptable Form bemühen und sich möglichst auf Verhaltensweisen beziehen, die der Empfänger auch verändern kann.

Spielregeln für ein faires Feedback

- Bewerten Sie nicht und interpretieren Sie nicht. Beschreiben Sie, was Sie wahrnehmen, als Wahrnehmung, und machen Sie als Gefühl deutlich, was Sie fühlen. Verwenden Sie ruhig Formulierungen wie: »Sie geben mir das Gefühl, dass ...«
- Seien Sie spezifisch und konkret. Das heißt, sagen Sie nur Dinge, die Sie wirklich wahrnehmen oder fühlen.
- Feedback muss immer annehmbar sein. Wie würden Sie selbst reagieren, wenn man Ihnen so käme: »Ach übrigens, was ich dir schon immer mal sagen wollte ...!« Vorwürfe sind kein Feedback.

Es lohnt sich sehr, sich um ein gutes Feedback zu bemühen, denn ein positives Feedback stabilisiert, regt an, wirkt emotional ausgleichend, motivierend und unterstützend.

Für den Umgang mit Menschen, die gerade einen Vortrag halten, ist es außerdem wichtig zu wissen, dass man Feedbackinformationen auch gibt, wenn man sich dessen gar nicht bewusst ist. Wer zustimmend nickt oder blickt, unterstützt einen anderen. Wer dagegen einschläft, spielt, malt, sich wegdreht oder gar den Raum verlässt, kann einen Vortragenden völlig verunsichern. Spontane Feedbacks sind Beifallklatschen, Klopfen oder Scharren und Ausrufe wie: »Vielen Dank!« oder »Super«.

Falsche Freunde

Menschen, die keinen Erfolg haben, haben häufig die falschen Freunde. Man merkt das selbst oft nicht wirklich. Aber prüfen Sie einmal, ob jemand aus Ihrer nächsten Umgebung Ihnen negatives Feedback gibt. Sie erkennen solche Aussagen daran, dass sie generalisierend oder (de-)moralisierend wirken, Sie als Person bewerten, klein machen oder demütigen und manchmal geradezu vernichten.

In einem solchen Fall führt das Feedback zu Störungen des Selbstwertgefühls, es wirkt emotional belastend, da es eine Verletzung darstellt. Menschen, die man immer wieder negativem

Führung und Verantwortung

Führung ist jeder Versuch, das Erleben und Verhalten eines anderen Menschen zu beeinflussen. Führen bedeutet im Alltag organisieren und kommunizieren.

Oft ist die Frage gestellt worden, ob Führungspersönlichkeiten geboren oder gemacht werden. Sicher ist, dass die so genannte Führungspersönlichkeit bestimmte charakterliche Merkmale besitzt, die man erfassen und in gewissem Maß auch trainieren kann. Dazu kommen aber noch die eher »unfassbaren« Eigenschaften Charisma und Talent. Ergänzt durch erlernte Verhaltensweisen, ergeben sie eine komplexe Persönlichkeit, der andere Menschen unwillkürlich zugeneigt sind.

Man hat versucht, dem Geheimnis dieser Persönlichkeiten durch Untersuchung der Führungskompetenz näher zu kommen. Doch muss man zugeben, dass die tatsächliche Kernkompetenz sich den wissenschaftlichen Blicken entzieht. Sie ist unbekannt. Untersucht werden konnte dagegen der Führungsstil, und wir wollen Ihnen trotz der sehr verschiedenen Ansätze zur Beschreibung von Führungsstilen hier eines der bekanntesten Modelle vorstellen, das auf die Forscher Tannenbaum und Schmidt zurückgeht. Diese beiden Forscher haben festgestellt, dass das Verhalten jeder Führungspersönlichkeit zwischen den Extremen »demokratisch« und »autoritär« liegt. Demokratisches Verhalten beruht auf dem Einfluss der Persönlichkeit – autoritäres auf dem Einfluss der Position.

- Mit einem Vorgesetzten, der demokratisch führt, arbeiten Sie, wenn er Vorbild sein will, berechenbar und an einer zweiseitigen Kommunikation interessiert ist und wenn er es versteht, Sie und andere Mitarbeiter zu motivieren.
- Mit einem Vorgesetzten, der autoritär führt, arbeiten Sie, wenn er sich auf seine Stellung in der Hierarchie der Firma/Behörde beruft, von seinem Direktionsrecht Gebrauch macht, wenig Kritikfähigkeit zeigt und bei jeder Gelegenheit die Formalien betont.

Feedback aussetzt, werden verunsichert. Je nach Grundtemperament bauen sie Hemmungen oder Aggressionen auf, nehmen eine Verteidigungshaltung ein oder entwickeln Depressionen. Seien Sie wachsam gegenüber negativem Feedback, wehren Sie sich energisch dagegen, und brechen Sie den Kontakt zu solchen Menschen ohne Bedenken ab. Sie schaden Ihnen nur.

Loyalität

Vielleicht fragen Sie sich, warum die Auseinandersetzung mit dem Begriff der Loyalität den Abschnitt über die offenen Verhaltensweisen, die über unseren Erfolg oder Misserfolg bestimmen, beendet. Doch dafür gibt es einen guten Grund. Es hat sich herausgestellt, dass der Umgang mit Loyalität oder Treue tatsächlich einen entscheidenden Einfluss darauf hat, ob man im Leben Erfolg vorzuweisen hat oder nicht.

Jeder von uns steht immer wieder an Punkten seiner Lebenslaufbahn, an denen er sich entscheiden muss, einem Menschen oder einer bestimmten Idee die Treue zu halten, zu einem einmal gegebenen Versprechen zu stehen – oder eben nicht.

Im Gegensatz zu den bisher diskutierten Verhaltensweisen ist Loyalität zwar grundsätzlich positiv zu bewerten. Sie kann uns aber ebenso zum Verhängnis werden. Ob sich ein loyales Verhalten für Sie positiv oder negativ auswirkt, hängt dabei nicht in erster Linie von Ihnen ab, sondern von den Menschen, denen Sie es entgegenbringen. Treue, das Wort allein sagt es schon, ist ein alter Begriff, der einmal ein Wert an sich war. Heute gilt Treue leicht als Dummheit und wird zuweilen schamlos ausgenützt. Wenn Sie nicht genau wissen, ob ein Mensch, zu dem Sie stehen, ebenso unverbrüchlich zu Ihnen steht, sollten Sie Ihre Zweifel in keinem Fall vor sich selbst verbergen. Ihr Lebensglück kann davon abhängig sein, ob Sie den Mut finden, ein solches Verhältnis zu klären.

Mobbing

Häufig wird Loyalität für Sie im beruflichen Umfeld zu einem Thema werden. Betroffen können die Beziehungen zu Kollegen oder zu Vorgesetzten sein. Glücklich dürfen sich diejenigen schätzen, die in geklärten Verhältnissen arbeiten und wissen, wie man sie und ihre Leistung bewertet. Richtig ist, dass man in einer großen Firma ohne »Mentoring« nicht wirklich aufsteigen kann – doch auch diese Förderung will hart erarbeitet und die Eignung immer wieder neu unter Beweis gestellt sein.

Die Fälle, in denen ein fähiger Mitarbeiter einen Vorgesetzten mit dem Weitblick gefunden hat, ein Nachwuchstalent zu fördern, gehören zu den glücklichen Kapiteln der Wirtschaft. Solche Verbindungen in Ansätzen zu suchen, die Ansätze zu erkennen und daraus ein gutes Verhältnis zu entwickeln, das der beiderseitig gewünschten Entstehung einer Seilschaft im positiven Sinne dient, erfordert natürlich Loyalität. Sollten Sie sich in einer solchen Situation befinden, ist es richtig, loyal zu sein.

Weitaus Aufsehen erregender sind dagegen die Fälle, in denen ein Vorgesetzter seine Machtbefugnisse und seinen Informationsvorsprung ausgenützt hat, um seine Mitarbeiter bewusst zu täuschen. Einem solchen Menschen schulden Sie keine Loyalität, denn in gewisser Weise spielt er nur mit Ihnen. Das ist aber kein Grund, sich ihm gegenüber unkorrekt zu verhalten. Wir raten Ihnen in einem solchen Fall, sich schleunigst einen anderen Arbeitgeber zu suchen. Und sich zu fragen, wie Sie Ihr Verhalten so ändern können, dass Sie nicht auch an der neuen Arbeitsstelle wieder Signale aussenden, die den anderen dazu einladen, Sie auszunutzen.

Fragebogen zum Mobbing

Es gibt einige wissenschaftlich abgesicherte Verhaltensweisen, die Ihnen zeigen, ob Sie sich eventuell in einer Mobbingsituation befinden. Bitte überprüfen Sie anhand des Fragebogens Ihren Stand innerhalb Ihrer Abteilung oder Firma, wenn Sie das Gefühl haben, dass man gegen Sie intrigiert.

1. *Sind Ihre Kommunikationsmöglichkeiten eingeschränkt?*
   Werden Sie beim Reden unterbrochen? ○ Ja ○ Nein

   Kritisieren Kollegen Ihr Privatleben? ○ Ja ○ Nein

   Fangen Sie Gesten oder Blicke auf, die abschätzig sind?
   ○ Ja ○ Nein

   Lacht man offen über Ihre Vorschläge? ○ Ja ○ Nein

2. *Werden Sie unterstützt?*
   Hat man Sie an einen abgelegenen Platz versetzt?
   ○ Ja ○ Nein

   Werden Sie »wie Luft behandelt«? ○ Ja ○ Nein

   Hat Ihr Vorgesetzter keine Zeit für ein Gespräch mit Ihnen?
   ○ Ja ○ Nein

3. *Sind Sie noch angesehen?*
   Werden Gerüchte über Sie verbreitet (Krankheit, Unfähigkeit, Suchtverhalten, Faulheit)? ○ Ja ○ Nein

   Macht man sich über Sie lustig? ○ Ja ○ Nein

   Macht man Ihre Arbeit oder die Art, wie Sie arbeiten, herunter? ○ Ja ○ Nein

   Werden Sie sexuell belästigt? ○ Ja ○ Nein

4. *Nimmt man Ihnen die Freude an der Arbeit?*
   Erhalten Sie Aufgaben, die Sie nicht erledigen können oder wollen? ○ Ja ○ Nein

Werden Sie angewiesen, Aufgaben zu übernehmen, die Sie kränken? ○ Ja ○ Nein

Müssen Sie mit ansehen, wie Aufgaben, die Sie bisher immer übernommen haben, an andere verteilt werden?
○ Ja ○ Nein

5. *Angriffe gegen Gesundheit und Wohlbefinden*
Werden Sie im Büro angepöbelt und beiseite geschubst?
○ Ja ○ Nein

Werden Gegenstände an Ihrem Arbeitsplatz beschädigt?
○ Ja ○ Nein

Wird Ihre Garderobe oder werden Ihre persönlichen Becher oder Tassen beschädigt? ○ Ja ○ Nein

Werden Sie nachts von anonymen Anrufern geweckt?
○ Ja ○ Nein

Auswertung
Natürlich sollten Sie bei der Bewertung Ihrer Situation selbstkritisch vorgehen und nichts überbewerten. Sollten jedoch mehrere der genannten Punkte auf Ihre Situation zutreffen oder Sie selbst sich zunehmend unfähig fühlen, Ihrer Arbeit normal nachzugehen, müssen Sie Hilfe suchen. Sonst drohen Ihnen unter Umständen schwere psychosomatische Erkrankungen. Wenn Sie glauben, Opfer eines Mobbings zu sein, oder wenn Sie im Team gezwungen werden, eine Kollegin, einen Kollegen oder einen Vorgesetzten zu mobben, raten wir Ihnen, sich umgehend an eine Mobbingberatungsstelle zu wenden.

Nicht alles ist Mobbing
Ein sicheres Zeichen für »echtes« Mobbing ist das wiederholte oder sich weiter verschlimmernde Auftreten dieses Verhaltens.

Aber nicht jede Kritik oder unbequeme Order ist gleich Mobbing!

Untersuchen Sie auch einmal die eigene Rolle in einer gespannten Situation, und fragen Sie sich, ob Sie nicht selbst die Aggressionen begonnen haben, indem Sie sich in eine Konkurrenzsituation mit einem anderen Mitarbeiter oder sogar mit dem Vorgesetzten begeben haben. Dann ist es an der Zeit, das eigene Verhalten zu überdenken und aus den Ergebnissen Konsequenzen zu ziehen. Sei es durch ein klärendes Gespräch, die Beratung mit dem Betriebsrat oder die Kündigung.

Stress

Es ist noch keine 70 Jahre her, dass das Wort Stress völlig unbekannt war. Erst 1936 prägte der Arzt und Biochemiker Hans Selye den Begriff, der seither in aller Munde ist. Kinder haben Stress in der Schule, Eltern sind am Abend gestresst, Manager leben im gesundheitsgefährdenden Dauerstress... Es erscheint eigentlich kaum glaublich, dass eine ganze Bevölkerung unter Stress steht.

Doch unsere Umwelt hat sich im vergangenen Jahrhundert so radikal verändert, dass zu Recht alle das Gefühl haben, gestresst zu sein. Wir sind pausenlos Stressoren wie Lärm, Informationsüberflutung, Wetterumschwüngen und Krisen im Beruf, im Privatleben oder in der eigenen Entwicklung ausgesetzt. Auch dass jeder von uns heute zu jeder Tages- und Nachtzeit erreichbar ist, ist eine zusätzliche Belastung, die uns häufig daran hindert, zur Ruhe zu kommen.

Was ist Stress?

Stress ist nach seiner Definition (abgeleitet vom englischen Wort »distress« = Qual, Erschöpfung) eine Alarmreaktion des Organismus auf eine echte Gefahrensituation. Ob wir körperlich, seelisch oder geistig bedroht werden, spielt dabei keine Rolle – in der Gefahr bereitet sich der Organismus auf Gegenwehr vor: Der Herzschlag erhöht sich, die Atmung wird schneller, die Muskeln spannen sich an, und die Nerven sind in Alarmbereitschaft.

Nicht umsonst gilt also ein Stress, der über längere Zeit anhält, als einer der größten Risikofaktoren für unsere Gesundheit. Er vermindert die Versorgung des Gehirns mit Sauerstoff und anderen Nährstoffen. Er führt zu Bluthochdruck, einem erhöhten Risiko für Herzkrankheiten und Depressionen. Da wir heutzutage Stress nicht vollständig vermeiden können, ist es tatsächlich lebenswichtig, ihm richtig zu begegnen. Dazu haben wir zunächst einen kleinen Test vorbereitet, der Ihnen sagt, welcher Stresstyp Sie sind.

Welcher Stresstyp sind Sie?

1. Wenn jemand Sie mit Worten angreift, würden Sie am liebsten
   - O **A** zurückschreien und ihm gehörig die Meinung sagen?
   - O **B** einfach aus dem Zimmer gehen, die Koffer packen und für immer verreisen?
2. Wenn Sie sich vorstellen, dass Sie im Wald von einem wilden Tier angegriffen werden –
   - O **A** würden Sie lieber kämpfen?
   - O **B** Ihr Heil lieber in der Flucht suchen?

Auswertung: Wer beide Fragen mit A beantwortet hat, ist ein Kampftyp, der seiner Natur nach in Stress-Situationen aggressiv reagiert. Wer beide Fragen mit B beantwortet hat, ist hingegen ein Fluchttyp.

Wie soll man mit Stress umgehen?

Beide Verhaltensweisen sind völlig in Ordnung. Da Sie jedoch meist Ihrem Instinkt nicht folgen können, sondern die Situationen durchstehen müssen, ist es unendlich wichtig, sich einen Ausgleich zu schaffen.

Wir haben bereits auf Seite 75 gesehen, wie die richtige Sportart Ihnen dabei helfen kann. Ebenso wichtig ist natürlich die mentale Bewältigung von Stress.

Menschen, die stark stressbelastete Berufe ausüben, wissen oft ganz gut mit ihm umzugehen. Sie haben gelernt, ihn zu verarbeiten oder ihn sogar als Energieschub zu nutzen.

In diesem Zusammenhang ist es interessant, sich noch mit weiteren Begriffen zu beschäftigen, ist Stress doch nicht gleich Stress. Positiver Stress, Eustress (griech. eu = gut), macht nämlich Spaß. So mancher Mitarbeiter schuftet in einer Agentur 14 bis 16 Stunden am Tag, auch am Wochenende, und ist dabei bester Dinge, obwohl die Telefone klingeln, die Zeit davonrast und der Kunde ständig neue Vorstellungen entwickelt. Der Grund: Seine Arbeit macht ihm Spaß, weil er spürt und sieht, dass seine Ideen sich realisieren lassen, dass ein Ergebnis entsteht, das in sich gelungen ist.

Negativer Stress dagegen, so genannter Disstress, macht krank: Wer weiß, dass er in seiner Umgebung nicht anerkannt ist, wer fühlt, dass er geschnitten und schlecht behandelt wird, wer in einer schlechten Partnerschaft lebt, die ihm die Lebenskraft abschnürt, der hat Disstress und ist ernsthaft erkrankungsgefährdet.

Stressbewältigung

Wer unter Disstress steht, muss langfristig etwas dagegen unternehmen. Wir geben Ihnen erste Tipps für die Stressbewältigung.

- Die einfachsten Möglichkeiten zur Entspannung sind tiefes Atmen (siehe Seite 140), Spazierengehen im Freien, Meditation oder Yoga.
- Suchen Sie einen Freund oder Vertrauten, mit dem Sie über

Ihre Situation wirklich sprechen können. Überlegen Sie gemeinsam, wer oder was Ihnen konkrete Hilfe bietet: eine Haushaltshilfe, die Sie entlastet, ein Urlaub, ein Weiterbildungskurs, eine Aussprache mit dem beruflichen Kontrahenten, eine gerichtliche Klage, eine Trennung ...

- Stressgefühle entstehen im Übrigen auch, wenn man zu wenig Schlaf hat. Achten Sie darauf, nach Möglichkeit gut ausgeschlafen zu sein – Sie werden sehen, dass Sie sich am Tage besser fühlen und schwierigen Situationen besser gewachsen sind.

Atemübungen

Wir zeigen Ihnen eine einfache Technik, die Sie gut im Büro oder zu Hause ausüben können, ohne damit groß aufzufallen.

- Atmen Sie ganz tief ein und aus. Dabei wirkt es zusätzlich spannungslösend, wenn Sie die Augen schließen und sich etwas Beruhigendes vorstellen oder laut (bzw. im Geiste) vorsprechen. Achten Sie darauf, dass Sie mit dem Bauch und nicht mit der Brust ein- und ausatmen. Das lockert die Muskulatur im Bauchbereich und dann nach und nach im ganzen Körper.
- Denken Sie sich während des Atmens in eine angenehme, entspannende Situation.
- Oder fühlen Sie in Ihren eigenen Körper hinein, und versuchen Sie, bewusst jeden Körperteil einzeln zu spüren.
- Sie können sich selbst beruhigende Sätze vorsprechen, wie man es aus dem Autogenen Training oder Meditationsschulen kennt: »Ich bin ganz ruhig ... Ich bin völlig entspannt ... Der Stress fällt von mir ab ...«

Wenn Sie solche und ähnliche Übungen täglich auch nur zwei oder auch fünf Minuten ausführen, werden Sie bereits eine entspannende, Stress abbauende Wirkung bemerken.

Die innere Einstellung

Sie sollten auch immer bedenken, dass das Stressgefühl etwas ist, das Sie selbst unter Kontrolle haben. Es kommt eben nur darauf an, wie Sie eine Situation betrachten und was Sie aus ihr machen.

Beispielsweise kann man eine große Herausforderung als Stress empfinden, man kann sie aber auch so sehen: Hier kommt eine Gelegenheit, etwas Neues zu lernen und neue Erfahrungen zu machen. Gleichgültig, wie die Situation heute ausgeht: Die einmal gemachten Erfahrungen kann Ihnen niemand mehr nehmen, und in jedem Fall werden Sie von ihnen profitieren.

Wer die Herausforderungen des Lebens nicht annimmt, kann keine Erfolgserlebnisse verbuchen und wird sich nie bestätigt sehen. Selbst wenn man beim ersten Anlauf keinen Erfolg hat: Man war immerhin mutig genug, es zu versuchen, und beim nächsten Mal klappt es dann bestimmt.

Das Innenleben neu ausrichten

Wie Sie gesehen haben, waren die mentalen Strategien, die uns erfolgreicher machen, teilweise sehr gut zu beschreiben. Teilweise waren sie auch, wie etwa beim Selbstbewusstsein, schon nicht mehr so einfach zu fassen. Das liegt daran, dass im Bereich des Geistig-Seelischen, wie man das Mentale auch nennen kann, vieles tief im Inneren der Persönlichkeit verborgen liegt. Da hier aber die zentrale Stelle ist, an der man sich selbst auf Erfolg oder Misserfolg einstellt, wollen wir nun das »verdeckte« (im Gegensatz zum »offenen«) Verhalten untersuchen. Dazu gehören Konzentration und Aufmerksamkeit, die Stärke des Gedächtnisses, die Ziele des Denkens und die Entscheidungsfähigkeit.

Aufmerksamkeit und Konzentration

Nur wenige wissen, was in Spitzensportlern vor sich geht, wenn sie auf dem Platz stehen und das Match beginnt oder sich unter glühender Sonne stundenlang hinzieht. Nur manchmal lassen die Großen des Sports, der Politik, des kulturellen Lebens uns Einblick in ihr Innerstes nehmen. Dann sehen wir ihre Freude, ihre Niedergeschlagenheit, ihre Wut. Für einen Augenblick können wir erkennen, was sie sonst mit sich selbst abmachen.

Im Gegensatz zum offenen Verhalten, das wir im vergangenen Buchteil dargestellt haben, ist dieses verdeckte Verhalten und die Arbeit daran etwas, das jeder lieber hinter verschlossenen Türen lässt, denn es ist ein großer Teil des privaten Erlebens eines jeden Menschen. Trotzdem wollen wir versuchen, Ihnen drei Bereiche dieses inneren Erlebens vorzustellen: Konzentra-

Kognition und verdecktes Verhalten

Im folgenden Abschnitt des Buches wird öfter von Kognition gesprochen. Dieser Fachbegriff aus der Psychologie kommt vom lateinischen Wort »cognitio«, die Erkenntnis. Die Kognition ist ein Prozess, der auf einzelnen parallel oder hintereinander ablaufenden Vorgängen beruht. Anhand eines Beispiels können wir uns ein besseres Bild von der Komplexität dieses Ablaufs machen.

Betrachten wir einmal nur den Moment, in dem wir an der Ampel stehen und auf Grün warten: In erster Linie nehmen wir die Ampel und ihr Signal wahr. Gleichzeitig schweift unser Blick über die gesamte Umgebung. Wir sehen andere Verkehrsteilnehmer, denken: »Das dauert aber wieder lange«, wundern uns über ein Plakat, registrieren, dass die Bank gerade aufmacht, hören die Musik im Radio und freuen uns auf eine Verabredung am Abend. In Sekundenbruchteilen nehmen wir Eindrücke aus der Umgebung wahr, vergleichen sie mit bewussten und unbewussten Erinnerungen und verarbeiten sie.

Wissenschaftlich kann man die Teilbereiche der Kognition zum Beispiel in folgende Einzelaktionen unterteilen:

- Wahrnehmen
- Denken
- Verstehen
- Aufmerksamkeit und Konzentration
- Bewerten und sich entscheiden

Außerdem spielen der sprachliche Ausdruck und das Gedächtnis eine wichtige Rolle.

Entscheidend für das Verständnis der Kognition ist der Aspekt, dass dieses Verhalten »verdeckt« abläuft. Das heißt, niemand kann die kognitiven Prozesse, die in einer Person ablaufen, von außen sehen. Einige dieser Prozesse sind sogar im Grenzbereich zum Unbewussten angesiedelt, sie sind selbst für den Menschen, in dem sie vorgehen, verdeckt.

tion, Gedächtnis und Denken. Sie erhalten jeweils eine kurze Übersicht über den Stand der wissenschaftlichen Kenntnisse über den Bereich, dann sagen wir Ihnen, was Sie tun können, um Ihre Fähigkeiten auf diesem Gebiet besser zu nutzen oder zu trainieren.

Gewöhnen Sie sich mehr und mehr daran, Tätigkeiten oder Vorhaben durchzudenken, bevor Sie sie in Angriff nehmen. Auf diese Weise stärken Sie Ihre mentalen Kräfte – und auf diese Kraft allein kann sich der verlassen, der schließlich erfolgreich handeln und leben will.

Beginnen wir mit einem komplexen Bereich, mit Konzentration und Aufmerksamkeit.

Einem zentralen Begriff auf der Spur

Sie wissen es selbst, Konzentration ist eine unerlässliche Voraussetzung dafür, eine Sache gut zu machen. Nun ist es aber beim Begriff Konzentration – wie bei allen wichtigen und oft gebrauchten Dingen im Leben – so, dass sich damit ganz unterschiedliche Vorstellungen verknüpfen können. Bitte kreuzen Sie die Aussagen an, die etwas mit dem Konzentrationsbegriff zu tun haben, wie Sie ihn verstehen.

1. Man arbeitet konzentriert   ○ Ja   ○ Nein

2. Die Konzentration kann überfordert werden
      ○ Ja   ○ Nein

3. Konzentration war noch nie meine Stärke
      ○ Ja   ○ Nein

4. Peter/Anna/meine Mutter/ _____ ist ein absolut unkonzentrierter Typ   ○ Ja   ○ Nein

5. Es ist schwierig, sich auf mehrere Dinge gleichzeitig zu konzentrieren   ○ Ja   ○ Nein

6. Ich kann mich gut aufs Wesentliche konzentrieren

                ○ Ja   ○ Nein

7. Es gelang ihm, seine Konzentration zu erhöhen

                ○ Ja   ○ Nein

8. Meine Konzentration hat deutlich nachgelassen oder zugenommen   ○ Ja   ○ Nein

Auswertung

1 mit Ja beantwortet: Konzentration beschreibt Ihrer Ansicht nach einfach eine Art und Weise des Aktivseins. Sie ist für Sie nicht Bestandteil der Persönlichkeit

2 mit Ja beantwortet: Sie verstehen unter Konzentration eine individuelle Fähigkeit, etwas, das Menschen haben – oder eben nicht.

3 mit Ja beantwortet: Konzentration ist für Sie automatisch eine persönliche Stärke. Wem sie fehlt, der hat ein Defizit.

4 mit Ja beantwortet: Ein Mangel an Konzentration ist eine Art negative genetische Disposition für Sie – etwas, wofür man praktisch nichts kann.

5 mit Ja beantwortet: Konzentration betrachten Sie als eine Art begrenzte Ressource. Sie kann Ihrer Meinung nach auch einfach erschöpft sein.

6 mit Ja beantwortet: Mit dem Begriff Konzentration beschreiben Sie eine zielgerichtete Aktion, die nichts mit der Persönlichkeit zu tun hat.

7 mit Ja beantwortet: Konzentration ist Ihrer Auffassung nach ein Teil der Persönlichkeit. Es gibt Menschen, die Konzentrationsfähigkeit besitzen und sie nutzen, um ein Ziel zu erreichen.

8 mit Ja beantwortet: Konzentration ist Ihrer Meinung nach eine Art innerer Zustand, der sich ändern kann.

Höchste Konzentration

Die Wissenschaft betrachtet das Konzentrationsgeschehen als Teil einer Kette von Vorgängen, die in uns ablaufen. Meist beginnt es damit, dass wir etwas wahrnehmen. Wir richten zunächst unsere Aufmerksamkeit darauf, dann unsere Konzentration. In diesem Sinne ist der Vorgang:

Wahrnehmung ➤ Aufmerksamkeit ➤ Konzentration

wie ein inneres Spotlicht, das wir auf einen Gegenstand, eine Handlung, eine Absicht oder ein Ziel lenken.

Sobald wir diesen Scheinwerfer eingestellt haben, schalten alle für eine Handlung wichtigen mentalen Teilsysteme auf Konzentration. Dann erhält die Konzentration eine gewisse Eigendynamik, die wir als einen Fluss wahrnehmen können (im Fachausdruck Flow-experience).

Zu den einzelnen Aspekten, die Konzentration ausmachen, gehören Aufmerksamkeit, die Fähigkeit umzuschalten, die Dauer und die Richtung.

Kleine Selbstbefragung zur Konzentration
Bitte testen Sie anhand der folgenden Fragen kurz, wie es mit Ihren Erfahrungen zur Konzentration steht. Bitte kreuzen Sie wieder Ja oder Nein an, und lesen Sie anschließend die Auswertung.

1. Ich kenne diese Momente, in denen mein Handeln und mein Bewusstsein zu verschmelzen scheinen.　　○ Ja　　○ Nein

2. Ich konnte schon als Kind stundenlang allein spielen und dabei tausend Sachen erleben.　　○ Ja　　○ Nein

3. Ich weiß aus eigenem Erleben, was geschieht, wenn jemand bei seiner Arbeit in eine Art von Selbstvergessenheit versinkt.　　○ Ja　　○ Nein

4. Ich habe es schon als Kind gehasst, wenn ich aufhören musste zu spielen, nur weil ich zum Essen oder ins Bett gehen sollte.   ○ Ja   ○ Nein

5. Ich finde es völlig richtig, dass ich meine Arbeit um ihrer selbst willen leiste. Eine Entlohnung im materiellen Sinn ist gut und nicht unwichtig, aber eigentlich geht es um etwas anderes.   ○ Ja   ○ Nein

Auswertung

Menschen, die sich sehr gut konzentrieren können, gehen in ihrer Tätigkeit regelrecht auf. Sie vergessen Raum und Zeit und werden eins mit ihrer Aufgabe, wie es z. B. Zen-Meister in Momenten der höchsten Konzentration erreichen, wenn während einer Handlung für sie die Zeit stillsteht. Sie gehören zu diesen Menschen, die in der Konzentration mit einer Aufgabe verschmelzen können, wenn Sie auch nur eine einzige der Fragen 1, 3 oder 5 aus vollem Herzen mit Ja beantwortet haben.

Konzentration einschalten

Wer nicht zu den Menschen zählt, die stets zu höchster Konzentration fähig sind, wird diesen Vorgang oft anders erleben – kennt er doch sicher den Satz: »Jetzt konzentrier' Dich doch!« Durch eine solche Aufforderung läuft ein anderer Prozess ab, bei dem wir beginnen, nur noch bestimmte Reize oder Informationen aufzunehmen. Diese Einengung sorgt dafür, dass wir zudem bewerten, welche äußeren Bedingungen oder Informationen wichtig sind, damit wir konzentriert handeln können. Es findet in uns also ein Prozess statt, der die zum Handeln wichtigen von den unwichtigen Reizen trennt.

Von Typ zu Typ verschieden

Jeder, der sich »nur« normal konzentriert, wird anders als die Höchstkonzentrierten arbeiten. Wer eher statisch veranlagt ist, wird nie völlig konzentriert sein, weil er sich bei allem, was er tut, fragt:

- Warum mache ich das hier eigentlich?
- Welche Folgen kann das, was ich tue, haben?
- Was passiert, wenn …

Wer dynamischer, aktiver ist, wird sich besser auf seine Handlung konzentrieren können und nur wenige Reize an sich heranlassen. Bei der normalen Konzentration ist es dagegen so, dass die völlige Selbstversenkung entweder gar nicht erreicht oder sehr viel leichter durch Ablenkung oder Störungen beendet wird.

Konzentration richtig nutzen

Interessanterweise ist Konzentration nicht nur von Typ zu Typ, sie ist auch in ihrer Art verschieden. Wer weiß, welche »Sorte« Intelligenz er besitzt, kann sie ganz gezielt einsetzen, um bessere Ergebnisse zu erzielen (Seite 164). Ihre Fähigkeit, sich zu konzentrieren, ist ein wichtiger Bestandteil Ihrer Intelligenz; zum Testen haben wir wieder einen kleinen Fragebogen vorbereitet.

Stellen Sie sich vor, Sie hätten für einen Tag einen ganz persönlichen Trainer – einen Menschen, der nur dafür da ist, Sie zu fördern, Sie zu stärken, Ihnen Feedback zu geben. Er bittet Sie, ihm zu sagen, wie Sie sich in puncto Konzentration selbst einschätzen. Notieren Sie die Sätze, die auf Sie zutreffen.

1. Ich kann mich am besten auf alles konzentrieren, was in mir abläuft. Ich weiß immer rasch, wie ich mich fühle.
2. Mich interessiert immer nur das Wichtige. Darauf richte ich meine Aufmerksamkeit. Mir macht keiner ein X für ein U vor.
3. Ich kann blitzschnell herausfinden, ob jemand glücklich oder unglücklich ist. Ich gehe dann richtig auf ihn ein. Das ist mir wichtig.
4. Ich verschaffe mir immer erst einmal einen Überblick: Ob

ich in eine fremde Stadt komme, ob ich ein großes Wohnhaus betrete, eine Familie neu kennen lerne – zuerst muss ich die Grobstruktur der Architektur kennen, wissen, wie alles aufgebaut ist, wie die Menschen zueinander stehen ... dann erst kann ich mich entspannen und in Ruhe einleben.

5. Mich hat Wissen schon immer sehr interessiert. Ich lese viel und bin mit einem Ohr immer am aktuellen Zeitgeschehen.

6. Nein, ich bin nicht unsicher vor Entscheidungen. Ich habe eine Art siebter Sinn, der mir sagt, was richtig ist.

7. Wenn ich mich auf einen Menschen richtig konzentriere, weiß ich oft schon im Vorhinein, was er als Nächstes tut oder worauf er hinauswill.

8. Ich mag Auseinandersetzungen und Wettkämpfe. Ich konzentriere mich auf sie und reagiere dann ziemlich schnell.

Auswertung

- *Sie haben Aussagen 4 und/oder 7 notiert:* Konzentration, die aufs Große und nach außen auf das Erfassen von *Zusammenhängen* ausgerichtet ist, nennt man »weit-external«. Sie ist optimal, um komplexe Situationen zu erfassen und Umfelder einzuschätzen. Außerdem ermöglicht sie in hohem Maß, aus kleinsten Anzeichen Handlungen und Gedanken anderer Menschen »vorherzusehen«. Das nennt man im Fachjargon Antizipation.

- *Sie haben Aussagen 2 und/oder 8 notiert:* Konzentration, die gebündelt auf das Erfassen von *Situationen* ausgerichtet ist, nennt man »eng-external«. Die eng-externale Konzentration engt die Aufmerksamkeit ein, fokussiert uns auf etwas Wichtiges. Man erkennt sie bei anderen als deren Geistesgegenwart.

- *Sie haben Aussagen 5 und/oder 6 notiert:* Konzentration, die aufs Große und *nach Innen* gerichtet ist, nennt man »weit-internal«. Sie ermöglicht die rasche und gründliche Analyse des eigenen Zustandes oder der eigenen Gesamtbefindlichkeit. Vor allem vor Entscheidungen sagt sie uns rasch, wie wir uns bei den zur Auswahl stehenden Möglichkeiten fühlen. Sie ist sehr wichtig für schnelles Lernen.

- *Sie haben Aussagen 1 und/oder 3 notiert:* Konzentration, die *gebündelt nach Innen* gerichtet ist, nennt man »eng-internal«. Sie ist die optimale Voraussetzung, um Sensibilität für psychische und körperliche Prozesse zu erwerben, denn man hat mit ihr eine Konzentration zur Verfügung, die es erlaubt, in sich hineinzuhören und dort Antworten zu finden. Enginternale Konzentration ist erforderlich, um sich zu zentrieren, ins Gleichgewicht zu bringen und mental zu trainieren.

- *Ein Hinweis für die »Mischtypen«:* Fast immer werden Sie nicht nur die beiden »passenden« Antworten für eine Form der Konzentration notiert haben. Das ist völlig in Ordnung! Eine Tendenz lässt sich sicher trotzdem ablesen. Unsere Charakterisierung kann Ihnen dann Hinweise auf den größeren Rahmen geben, in dem Sie Ihre besonderen Begabungen finden.

Konzentrationshilfen

Da Konzentration eine so entscheidende Rolle in der Beziehung zu unseren Aufgaben und zu anderen Menschen oder zur Bewältigung von Situationen spielt, sollte man die Faktoren, die die Konzentration unterstützen, fördern.

Interne Prozesse

Faktoren, die unsere Konzentration fördern, sind immer die Attraktivität der Aufgabe und die Attraktivität der angestrebten Ergebnisse – mit einem Wort: der Belohnung.

Vergessen Sie über der Konzentration nicht, dass Zuversicht, die »Hoffnung auf Erfolg« und andere positive Emotionen wie Mut, Freude oder das Gefühl, in einem Team gut aufgehoben zu sein, auch Ihre Konzentrationsfähigkeit unterstützen.

Externe Prozesse

Wenn Sie Erfolg haben wollen, müssen Sie sich optimal, zumindest aber bewusst konzentrieren können. Schaffen Sie dazu um sich herum die besten Bedingungen. So wie sich Sportprofis die besten Umweltbedingungen suchen (hochmoderne Sportanlagen mit Topgeräten, landschaftlich reizvoll gelegene Trainingslager), sollten auch Sie sich Ihre Umgebung so einrichten, dass Sie sich perfekt konzentrieren können – oder zumindest so, dass Sie nichts stört.

Meiden Sie diese Faktoren

Niemand kann sich unter schlechten Bedingungen gut konzentrieren. Meiden Sie also bitte im eigenen Interesse alles, was Sie irritiert oder stört. Hier eine kleine Liste bekannter Störer: Müdigkeit, geringe oder fehlende Motivation, Furcht vor Misserfolg, Stress, Ungleichgewicht zwischen Ihrer Aufmerksamkeit und der anderer Menschen, starke negative (aber auch positive) Gefühle. Schalten Sie alles aus, was Sie von Ihrer Aufgabe ablenkt oder davon, im Hier und Jetzt zu sein.

Ändern Sie nach Möglichkeit auch in der Umwelt liegende Faktoren wie Kälte, Hitze, Luftfeuchtigkeit, und meiden Sie visuelle und akustische Störreize (laute Musik, Fernsehen).

Einige Konzentrationsübungen

Wenn Sie herausgefunden haben, welcher Konzentrationstyp Sie sind (Seite 148), können Sie einmal versuchen, die Konzentrationsarten, die Ihnen nicht liegen, zu üben.

- Stellen Sie sich einfach vor, Sie wären Typ X, und konzentrieren Sie sich bei nächster Gelegenheit auf das, was die Stärke dieses Typs ist: beispielsweise eine plötzlich auftretende Situation.
- Stöbern Sie die Zeitschriften nach den Rätselecken durch. Die Suchbilder, Labyrinthe usw. trainieren verschiedene Aspekte der Aufmerksamkeit und Konzentration.

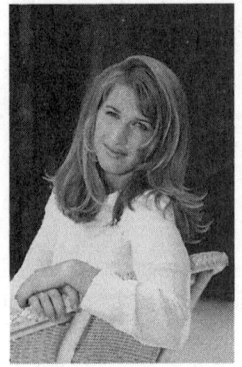

»Ich denke, bei einem Match ist die Konzentration für den Erfolg besonders wichtig, d. h. wenn zwei Spielerinnen gleich gut trainiert und motiviert sind, kann die bessere Konzentrationsfähigkeit das Spiel entscheiden. Dies ist meist ein Pluspunkt für mich, denn ich habe diese Fähigkeit schon als Kind gehabt, und auch in der Schule ist es mir häufig gelungen, mich in eine Sache total zu vertiefen.

Die große Herausforderung ist allerdings, die Konzentration über ein ganzes Match zu halten, dies braucht doch sehr viel Training. Dabei besteht Konzentration wieder aus durchaus verschiedenen Fähigkeiten, die man jeweils einzeln verbessern kann. Zum Beispiel kann man lernen, die Aufmerksamkeit auf einzelne Signale zu konzentrieren.

Leider erkennt man nicht immer die ersten Anzeichen einer Konzentrationsschwäche. Beim Tennis entsteht z. B. häufig die Problematik nach einem gewonnenen Satz, dass man unbewusst die innere Spannung verliert und in ein Konzentrations-Loch fällt.

Was kann man da tun?

Ich versuche dann, mich ganz auf das Wesentliche zu beschränken, d. h. ich konzentriere mich völlig darauf ›wohin‹ ich den Ball schlagen möchte, und nicht auf die Ausführung der einzelnen Schläge; damit komme ich in ein gewisses automatisches Handeln.

Mein bester Tipp für eine bessere Konzentration ist eigentlich ganz einfach: Üben Sie Konzentration ganz bewusst. Lernen Sie, sich Abläufe von Handlungen ganz genau vorzustellen, und gehen Sie diese in voller Konzentration immer wieder durch, sodass für Sie in jeder Situation Ihr nächster Schritt klar vor Augen liegt. Verfeinern Sie diese Vorstellung immer weiter, und feilen Sie an den Einzelheiten. Bedenken Sie jedoch dabei, dass es nichts gibt, was man nicht ein Leben lang verbessern kann, denn: Nobody is perfect.«

- Sehr hübsche Konzentrationsübungen sind auch Geduldsspiele, die es heute in großer Auswahl zu kaufen gibt.
- Wenn Sie Sprache mögen, versuchen Sie sich beim Musikhören auf den Text zu konzentrieren.
- Das Wichtigste aber ist und bleibt, die große Konzentration anzustreben, die Selbstversenkung. Alles, was Ihnen hilft, Sie selbst zu sein, und die Fähigkeit trainiert, im Hier und Jetzt in voller Konzentration mit einer Handlung zu verschmelzen, sollten Sie bewusst tun. Wieder weisen wir auf die östlichen Ganzheitstherapien und Entspannungsübungen hin (siehe Seite 113).
- Und ein nützlicher Tipp für den Alltag: Wenn Sie etwas tun müssten, einfach den Anfang nicht finden und sich nicht konzentrieren können – tun Sie einfach so, als ob es anders wäre. Beginnen Sie Ihre Arbeit, machen Sie, was Sie können, so wie es Ihnen gerade möglich ist. Sie werden sehen, plötzlich ist die Konzentration da – und alles geht wie von selbst.

Gedächtnis

Viele Menschen bringen das Wort »mental« in erster Linie mit Gehirnleistung, vor allem mit dem Gedächtnis in Verbindung. Da wir unter den mentalen Vorgängen aber alle geistig-seelischen Abläufe in einer Person verstehen, sind wir bisher auf die wesentlichen Punkte offenen Verhaltens ebenso eingegangen wie auf Konzentration als erste und wichtigste Fähigkeit unter den Kognitionen (Seite 143). Nun wollen wir Ihnen Wissen, Checklisten und Übungen rund ums Gedächtnis näher bringen. Denn es gibt einiges, was Sie selbst tun können, um die Leistungsfähigkeit Ihres Gehirns in diesem Punkt zu verbessern.

Sie werden sehen, dass das Üben des Gedächtnisses Einfluss nimmt auf die generelle Leistungsfähigkeit des Gehirns. Das ist, wie Sie aus dem ersten Buchteil schon wissen, nicht weiter verwunderlich, denn durch den Bau und die Funktion des Gehirns und seiner Nervenzellen ist es – bis ins hohe Alter hinein – trainierbar.

Definition

Sicher geben Sie uns Recht, wenn wir sagen, dass man unter Gedächtnis die Fähigkeit versteht, sich an Dinge zu erinnern, die man gehört, gesehen oder gelernt hat – und die man so gut im Gedächtnis behalten hat, das man sie wiedergeben kann. Wir können uns Geschichten aus unserem Leben merken, Anekdoten und Geburtstage. Wir haben Rad fahren, schwimmen und den Umgang mit einem Instrument gelernt. Wir sprechen fremde Sprachen, erinnern uns an Kochrezepte und wichtige Daten der Weltgeschichte. Unser Gedächtnis ist aber nicht nur für Termine, Telefonnummern und das Abschalten der Kaffeemaschine zuständig, sondern auch für unsere Kreativität, für Gefühle und schöne Erinnerungen.

Die Wissenschaft fasst dieses Geschehen in einer Definition zusammen: »Gedächtnis ist die Fähigkeit, Informationen aus früher verlaufenen Lernprozessen (Erfahrungen) aufzubewahren und auf spezifische Reize hin wiederzugeben – und zwar in Form von bewussten Vorstellungsabläufen, verbalen Äußerungen oder motorischen Aktionen.«

Ungeheure Speicherkapazität

Zentrum dieses faszinierenden Geschehens ist das Gehirn, das alle Details verarbeitet und speichert. Wir dürfen uns dieses Archiv nicht als etwas Fassbares vorstellen: Es ist vielmehr ein kompliziertes, umfangreiches Netzwerk von elektrischen und chemischen Leitern sowie elektrischen Impulsen, die das Gehirn nicht an einem bestimmten Ort speichert, sondern im Geflecht der Dendriten (Seite 38).

Das heißt, neue Informationen werden durch neue Muster von elektrischen Impulsen ins Gedächtnis eingebaut. Zwar sind die Impulse vorübergehend; die Wege, die sie durch viele Dendriten zurücklegen, bleiben aber als Spur zurück, wie ein gewebtes Muster. »Erinnern« wir uns an etwas, so heißt das nichts anderes, als dass elektrische Impulse wieder in demselben Muster durch dieselben Dendriten fließen. Der Fluss der elektrischen Impulse ist es also eigentlich, der unsere Gedankenprozesse bestimmt.

Kurz- und Langzeitgedächtnis

Man hat festgestellt, dass sich unser Gedächtnis in ein Kurz- und ein Langzeitgedächtnis unterteilen lässt. Die unendlichen Mengen an Informationen, die den Menschen erreichen, filtert das Gehirn ständig. Die meisten Eindrücke werden von vornherein aussortiert, nur diejenigen, die auf irgendeine Art bemerkenswert erscheinen, werden zunächst für einige Minuten ins Kurzzeitgedächtnis aufgenommen – eine Art Notizzettel unseres Gehirns. Werden sie dann kurz danach wiederholt, gehen sie ins Langzeitgedächtnis über und werden dort gespeichert.

Dabei werden sie mit dort bereits vorhandenen Daten, auch Gerüchen oder Geräuschen, verknüpft, um ein Wiederfinden zu ermöglichen. Gelingt uns diese Verknüpfung gut, können die Informationen später bei Bedarf gezielt abgerufen werden. Dies gilt auch, wenn wir uns aktiv gar nicht mehr an bestimmte Fakten erinnern können. Werden wir nur an ein Detail erinnert, sprudeln die dazugehörigen Fakten ganz von selbst aus dem Gedächtnis hervor. Wie in einer Zentralbibliothek können im Langzeitgedächtnis im Laufe unseres Lebens eine Billiarde Einzelinformationen (das ist eine Eins mit 15 Nullen) aufbewahrt und abgefragt werden.

Wider das Vergessen

Das Speichern im Gedächtnis ist etwas, das unser Gehirn ganz alleine bewerkstelligt. Doch wir können natürlich Einfluss darauf nehmen, was wir uns merken. Denn wenn wir beispielsweise auf einer Party jemandem vorgestellt werden und in dem Moment in Gedanken ganz woanders sind, haben wir den Namen gleich wieder vergessen, oder besser gesagt: Wir haben ihn gar nicht erst aufgenommen.

• Das Beispiel zeigt, auf was es beim Sichmerken ankommt: Indem man sich bewusst konzentriert, die eintreffenden Informationen filtert und die wichtigen, »merkenswerten« Informationen auswählt, erhöht man die Wahrscheinlichkeit ganz erheblich, dass man bei nächster Gelegenheit noch weiß, um was es genau ging oder wie ein Gesprächspartner hieß.

Über ein sinnvolles Gedächtnistraining

Es geht also darum, einer Situation Aufmerksamkeit zu schenken, von der man von vornherein weiß, dass sie wichtig ist. Versucht man zugleich, die neuen Informationen in das vorhandene Netz von Daten einzubauen, die man schon im Gedächtnis gespeichert hat, so ist ein späteres Erinnern gar nicht schwierig. Permanente Übung ist am allerbesten, um die Merkfähigkeit des Gedächtnisses aufrechtzuerhalten oder zu verbessern.

Wir sind selbst am Nachlassen unseres Gedächtnisses schuld, wenn wir es zu wenig trainieren und dadurch »verkommen« lassen. »Rostet« unser Gehirn solchermaßen ein, hat das folgende Auswirkungen: Wenn Nervenverbindungen nicht gebraucht werden, bilden sie sich zurück. Ganze Nervenbahnen können so einfach absterben (vergleichen Sie Seite 38). Die Dendriten werden nur dann wieder neu aktiviert oder wachsen neu, wenn das Gedächtnis sie wieder braucht. Der Abbau der Gedächtnisleistung ist also keine Frage des Alters, sondern kann jedem von uns passieren.

Andere Faktoren kommen noch hinzu, die unser Gedächtnis einschränken: Zu viel Stress in der beruflichen Umgebung, die eigene Unorganisiertheit, ein Mangel an Konzentration und der nötigen Aufmerksamkeit im entscheidenden Augenblick.

Wie gut ist Ihr Gedächtnis?

Mit Hilfe unseres kleinen Fragenkatalogs können Sie sich über Ihre Gedächtnisleistung etwas klarer werden und objektiv beurteilen, wie vergesslich Sie wirklich sind. Gehen Sie dazu Ihre Testauswertung alle paar Monate im Vergleich mit Ihren neuesten Aufzeichnungen durch, um zu überprüfen, was für Fortschritte Ihr Gedächtnis gemacht hat.

Unseren Fragenkatalog sollten Sie allerdings für sich und im Hinblick auf Ihre eigenen Verhaltensweisen noch etwas zurechtschneidern bzw. ergänzen. Wir geben Ihnen lediglich ein paar Beispiele für das, was in Ihrer Fragenliste stehen könnte.

1. Wie oft vergessen Sie Namen, Gesichter, Termine, Telefonnummern, Titel von gelesenen Büchern, gesehenen Filmen?
   ○ Nie   ○ Selten   ○ Häufig   ○ Sehr häufig

2. Wie oft fehlen Ihnen in der Diskussion Wörter oder Begriffe?
   ○ Nie   ○ Selten   ○ Häufig   ○ Sehr häufig

3. Wie häufig passiert es Ihnen, dass Sie nicht mehr wissen, ob Sie Ihre Haustüre schon abgeschlossen oder die Herdplatte ausgeschaltet haben?
   ○ Nie   ○ Selten   ○ Häufig   ○ Sehr häufig

4. Wie häufig wissen Sie nicht mehr, wo Sie Gegenstände (Schlüssel, Sonnenbrille) hingelegt haben?
   ○ Nie   ○ Selten   ○ Häufig   ○ Sehr häufig

5. Wie oft können Sie sich nicht merken, ob Sie ein Erlebnis schon erzählt haben oder noch nicht?
   ○ Nie   ○ Selten   ○ Häufig   ○ Sehr häufig

6. Fallen Ihnen noch weitere Beispiele ein?

   _____

   _____

Auswertung

Wenn Sie nun zugeben müssen, dass Sie am häufigsten die Namen anderer Menschen und eben gelesene Telefonnummern vergessen sowie den Platz, an dem Sie etwas hingelegt haben, dann können wir Sie trösten: Diese Dinge werden von den meisten Menschen angegeben, wenn sie dazu befragt werden, was sie am ehesten vergessen ... Wenn Sie das Gefühl haben, an Ihrem Gedächtnis arbeiten zu müssen, helfen Ihnen die folgenden Abschnitte weiter.

Auch geistige Fitness will trainiert sein

Glücklich, wer ein gutes Gedächtnis hat! Doch zum guten Teil ist das eine Fähigkeit, die durch hartes Training erworben wurde. Das zeigt sich bei Schauspielern, die häufig in der Lage sind, unglaublich lange Texte innerhalb kürzester Zeit auswendig zu lernen. Was ihnen glückt, können auch eine Sekretärin, eine Hausfrau oder ein Diplomingenieur schaffen. Doch kann es uns ebenso wenig gelingen, unser Gedächtnis in nur wenigen Tagen entscheidend zu verbessern, wie es einem guten Maler oder Spitzensportler gelungen ist, seine Fähigkeiten in kurzer Zeit zu erwerben. Die Erfolgreichen haben hart an sich gearbeitet und trainieren immer noch jeden Tag weiter. Was wir also brauchen, ist neben einem guten Programm genügend Ausdauer. Verzagen Sie nicht, wenn Sie nicht von Anfang an eine deutliche Besserung bemerken!

Motivieren Sie sich immer wieder

Stellen Sie sich Übungen zusammen, die auf die Beseitigung Ihrer ganz speziellen Schwäche abzielen. In der nächsten Situation, in der diese Gedächtnisfähigkeit benötigt wird, sind Sie dann doppelt aufmerksam und werden sich alles schon deswegen besser merken.

Sie werden während des Übens auch Ihre Stärken kennen lernen. Vielleicht haben Sie ja in manchen Bereichen große Fähigkeiten, ohne dass Sie es ahnen. Seien Sie stolz darauf! Trainieren Sie, wenn Sie Lust haben, auch diese Bereiche weiter, denn man kann eigentlich nie genug wissen und lernen. Und denken

Sie stets daran: Wir sind selbst dafür verantwortlich, wie gut oder schlecht unser Gedächtnis momentan ist.

Kleine Gedächtnisstützen

Es gibt einige einfache Tricks, die dem Gedächtnis die Arbeit erleichtern. Zum Teil knüpfen unsere Ratschläge an bereits besprochene Stufen auf unserem Weg zum Erfolg an.

- Organisiert sein: Halten Sie Ordnung auf dem Schreibtisch, machen Sie sich deutliche Notizen in Ihrem Terminkalender, oder denken Sie sich ein eigenes System aus, um Überblick zu behalten. Mit einem durchdachten Notizensystem können Sie ein schlechtes Gedächtnis sehr gut ausgleichen. Doch legen Sie Ihre Merkzettel dann auch an gut sichtbare Stellen, oder ordnen Sie sie übersichtlich, sonst war die ganze Mühe umsonst.
- Halten Sie Wichtiges sofort schriftlich fest. Wer kann sich, beispielsweise nach Telefonaten, Tage später noch an wirklich jedes Detail eines längeren Gesprächs erinnern? Schreiben Sie also in Stichpunkten mit. Lesen Sie nach dem Telefonat nochmals Ihre Aufzeichnungen durch, und vervollständigen Sie sie, wenn sie in der Eile zu knapp geraten sind.
- Legen Sie sich Gegenstände in den Weg. Wollen Sie am nächsten Morgen dringend etwas mitnehmen oder erledigen, dann legen Sie es sich vor die Haustür. Wenn Sie aus dem Haus gehen wollen, stolpern Sie über den Gegenstand und werden ihn sicher nicht vergessen. Das geht übrigens genauso mit Merkzetteln, die man sich in den Weg legt, oder selbstklebenden Notizzetteln, die an der Haustür angebracht werden.

Selbstbewusstsein hilft

Es muss nicht jeder merken, dass einem gerade etwas Bestimmtes nicht einfällt. Denn so sehr man sich darauf konzentriert, sich wichtige Dinge zu merken – manchmal entfällt selbst einem »Elefantengehirn« etwas.

- Es kommt vor, dass uns jemand vorgestellt wird, und gleich darauf haben wir seinen Namen vergessen. Ein Trick: Sprechen Sie gleich, nachdem sie vorgestellt wurde, die Person mit ihrem Namen an. Das Wiederholen hilft, sich neue Namen oder Begriffe besser einzuprägen. Man kann aber auch ganz unbefangen darum bitten, dass der Gesprächspartner seinen Namen wiederholt oder ihn, bei schwierigen Namen, buchstabiert. Dann gleich im nächsten Satz wiederholen – und der andere freut sich, dass man seinen Namen noch weiß.
- Eine Merkhilfe ist es, schwierige Namen gedanklich mit etwas Bekanntem zu verknüpfen. So wird der seltene Name »Gefion«, nicht sehr poetisch, aber wirksam, zu »Kefir« – und schon kann man ihn sich besser merken.
- Wenn Sie jemand auf der Straße anspricht, der Sie kennt, der Ihnen aber absolut nicht bekannt vorkommt: Erklären Sie ihm einfach, dass Sie sich zwar dunkel an ihn erinnern, ihn aber nicht mehr zuordnen können. Wenn es sich nicht gerade um einen lang verschmähten Liebhaber handelt, wird der andere Ihnen die freundlich vorgetragene Entschuldigung wohl kaum übel nehmen, sondern vielmehr zu einer Erklärung ansetzen.

Gedächtnisübungen für jeden Tag

Wir geben Ihnen im Folgenden lediglich ein paar Beispiele für Übungen, die Sie beliebig verändern oder je nach Bedarf erweitern können. Wichtig ist hier nicht ein gutes Ergebnis, sondern der Trainingseffekt solcher und ähnlicher »Gedankenspiele«.

- Kennen Sie noch alle 52 Staaten der USA – und Ihre Hauptstädte? Ja – und wie sieht es mit den afrikanischen Nationen aus?
- Wie heißen die Hauptpersonen Ihrer fünf Lieblingsfilme, und wer waren die Darsteller? Wer führte Regie?
- Kennen Sie alle Namen und Gesichter in Gerhard Schröders Regierungsteam?

- Was kostet ein Liter Milch im Supermarkt?
- Welches Kfz-Kennzeichen hat Ihr Auto? Und das Auto davor?
- Falls Sie Sammler, Gärtner, Zoologe oder etwas Ähnliches sind: Bei wie vielen Ihrer Studienobjekte oder Sammlerstücke können Sie sich an den lateinischen Namen oder die technischen Bezeichnungen erinnern? Nehmen Sie hierfür ein Extrablatt Papier. Setzen Sie sich ein Zeitlimit, beispielsweise 15 Minuten, damit der Test vergleichbar ist, wenn Sie ihn nach einiger Zeit wiederholen.
- Wie viele Telefonnummern der wichtigsten Verwandten oder Freunde können Sie, ohne viel nachzudenken, aufschreiben?

Bessere Konzentration

Wenn Sie ein Gedächtnis haben, das sich nicht gerne mit Details beschäftigt, helfen schon einige Tricks, um es wesentlich zu verbessern. Denken Sie vor allem daran, sich auf eine Sache zu konzentrieren.

- Tun Sie beispielsweise nicht mehrere Dinge gleichzeitig (wie lesen, essen und Radio hören), sondern alles nacheinander mit größerer Aufmerksamkeit.
- Wählen Sie aus, was Sie sich merken wollen, und wiederholen Sie – laut oder im Geiste – die Stichpunkte, oder machen Sie sich eine kurze Notiz darüber. Sie werden sich nachher viel besser an die Dinge erinnern und den Zettel wahrscheinlich gar nicht mehr brauchen.
- Fachliche Informationen für den Beruf sollte man immer zweimal lesen – das erste Mal, um sie zu verstehen, das zweite Mal, um die Neuheiten im Gedächtnis zu verankern.
- Versuchen Sie, Neuerlerntes zu Ihrem bisherigen Wissen hinzuzufügen, indem Sie Assoziationen und Erinnerungsbrücken (»Eselsbrücken«) schaffen.

Alle Arten von Gedächtnisspielen und Lernhilfen sind geeignet, Ihr Gedächtnis zu verbessern. Wechseln Sie auch einmal ab, das gilt ebenfalls als positive Herausforderung für Ihr Gehirn. Aber denken Sie daran: Erst Regelmäßigkeit und Geduld bringen wirkliche Erfolge – das ist genau wie beim Lernen eines Instruments oder einer neuen Sprache.

Fordern Sie sich
Wichtig ist in erster Linie, dass Sie regelmäßig geistig aktiv sind. Trainieren Sie Ihren Geist beim Spiel und in der Freizeit: Schalten Sie den Fernseher öfter aus, und lesen Sie stattdessen möglichst viel, diskutieren Sie, lernen Sie eine Fremdsprache, übernehmen Sie Verantwortung, z. B. bei der Organisation eines Nachbarschaftsprojekts. Belegen Sie Kurse, oder lesen Sie ein anspruchsvolles Buch. Spielen Sie Schach, Wissensspiele oder Memory, lösen Sie Kreuzworträtsel, oder lernen Sie, mit dem Computer umzugehen.

Wenn wir unsere Freizeitumgebung interessant und herausfordernd gestalten, wächst das »Wurzelwerk« unserer Nervenzellen nachweisbar.

Sicher haben Sie nun schon Erfolge verbuchen können. Üben Sie fleißig weiter, am Arbeitsplatz, zu Hause, auf Busfahrten oder im Wartezimmer beim Arzt. Gelegenheiten dazu gibt es überall.

Denken

Wir kommen nach unserer Auseinandersetzung mit der Konzentration und dem Gedächtnis zum Denken, das natürlich unser ganzes inneres Erleben wie ein roter Faden durchzieht.

Nach einer wissenschaftlichen Definition ist Denken eine »Bezeichnung für die interpretierende und Ordnung schaffende Verarbeitung von Informationen. Es führt zu Annahmen und Schlussfolgerungen, regt zu weiteren Überlegungen an und dient der Lösung von Problemen; das problemlösende Denken wird auch als inneres Probehandeln bezeichnet. Denken bezieht sich auf vergangene, gegenwärtige und zukünftige Sachverhalte. Schließlich können Denkvorgänge selbst zum Gegenstand des Denkens werden.« Ist Denken also nur den »Intelligenzbestien« unter uns vorbehalten?

Wer ist intelligent?

Marilyn vos Savant gilt als die Frau mit dem höchsten Intelligenzquotienten (IQ) der Welt. Kennen Sie sie? Nein? Das ist nicht weiter verwunderlich. Sie ist zwar eine gesuchte Vortragende und Autorin des äußerst aufschlussreichen und unterhaltsamen Buches »Brain Building«, aber als Person des öffentlichen Lebens ist die hoch gewachsene und attraktive Amerikanerin kaum jemandem bekannt, während diverse Serienstars den deutschen Fernsehzuschauern durchaus ein Begriff sind.

Bemerkenswert ist, dass sich Erfolg und höchste Intelligenz sogar eher auszuschließen scheinen. Einer amerikanischen Studie zufolge sind von den Schülerinnen und Schülern mit dem höchsten IQ die meisten später im Leben eher unauffällig – wie der Mann mit dem höchsten je gemessenen IQ, der als Kioskbesitzer in New York ein eher bescheidenes Dasein führt.

Dieses augenscheinliche »Versagen« kann natürlich hunderterlei verschiedene Gründe haben, und das persönliche Glück oder Unglück eines Menschen lässt sich kaum an seiner gesellschaftlichen Stellung ablesen. Wichtig ist für uns, dass hier ein bestimmter Mechanismus am Werk zu sein scheint: Die Intelligenten sehen mehr theoretische Möglichkeiten oder Wege, ein Problem anzupacken, als andere. Während es in der ruhigen Testumgebung, in der ein abstrakter Intelligenztest abgehalten wird, eine klare Aufgabenstellung gibt, für die von vornherein die beste Lösung feststeht, ist das wahre Leben ungeheuer komplex. Je intelligenter also ein Mensch ist, desto mehr Aufgaben, Herausforderungen, Anforderungen, Probleme und jeweilige Lösungen türmen sich möglicherweise vor ihm auf. Je nach Veranlagung zieht er sich dann unter Umständen zurück.

Kleiner Intelligenztest

Leider ist hier nicht der Platz, einen kompletten Intelligenztest zu machen, um herauszufinden, wie hoch Ihr IQ ist, so interessant das auch wäre. Wir wollen Ihnen an dieser Stelle aber ein Instrument an die Hand geben, mit dessen Hilfe Sie sich auf andere Weise besser kennen lernen können. Man hat herausgefunden, dass es sieben völlig verschiedene Arten der Intelligenz gibt. Mit unserem Fragebogen können Sie herausfinden, zu welchem Typ Sie gehören. Sie werden merken, dass Sie sich tatsächlich recht genau dem einen oder anderen Typ zuordnen können. Streichen Sie jeweils die Aussage an, die auf Sie zutrifft:

❶ Ihnen fällt sofort auf, wenn sich jemand in einer Diskussion selbst widerspricht

❸ Sie erkennen einen Musiktitel schon nach den ersten Klängen

❼ Sie lernen sehr leicht Sprachen

❶ Sie können gut rechnen

❼ Sie haben einen ungewöhnlich großen Wortschatz, und es fällt Ihnen leicht, immer den richtigen Begriff zu finden

❻ Sie wissen immer, wo Süden ist

❸ Sie können bei einem klassischen Musikstück den Aufbau erkennen, dem Wechsel der Themen folgen, die einzelnen Tempi erfassen ...

❷ Sie sehen meist mit einem Blick, ob ein Pärchen nett miteinander umgeht und sich wohl fühlt, oder ob die beiden Konflikte haben

❺ Sie wissen immer ganz genau, wie Sie sich gerade fühlen

❹ Wenn Sie konzentriert zuschauen, können Sie genau erkennen, welche Fehler ein Sportler macht

❻ Wenn Sie sich konzentrieren, können Sie die Zusammenhänge einer Landschaft erkennen, sehen die Abfolge der Hänge, Täler, Flächen, die Stufen eines Gebirgszuges

❸ Sie können sich bei einem Lied die Melodie gut merken, der Text interessiert Sie nicht so sehr

❹ Schon als Kind haben Sie alle Tätigkeiten geliebt, bei denen Balance und Körperbeherrschung wichtig waren

❶ Sie merken es, wenn irgendwo ein Teil eines größeren Zusammenhanges fehlt, der eigentlich da sein müsste

❷ Es interessiert Sie brennend, wie die Menschen in einer Firma zueinander stehen, wer mit wem verbündet ist, wer mit wem auf Kriegsfuß steht

❷ Sie können den Ablauf von Treffen im Vorhinein beschreiben, weil Sie genau wissen, wie jeder Beteiligte auf das, was geschieht, auf Grund seiner Persönlichkeit reagieren muss

❺ Sie sprechen gerne über das, was Sie denken und warum Sie es denken

❻ Sie finden sich auch in einer fremden Stadt gleich zurecht

❼ Sie können sich bei einem Lied den Text gut merken, die Melodie interessiert Sie nicht so sehr

❹ Sie können prima tanzen

❺ Es interessiert Sie, wie das psychologische Gefüge in Ihrer Familie aussieht und warum sich Karin/Peter/Onkel Fritz so benehmen, wie sie es tun

Auswertung
Vergleichen Sie, bei welcher der Zahlen die meisten Aussagen auf Sie zutreffen. Sie entsprechen den sieben Typen:

❶ Ihre Intelligenz ist tendenziell vom »logisch-mathematischen« Typ. Das heißt, sie können logische Zusammenhänge erfassen. Der große Rahmen interessiert Sie stets mehr als das Detail. Es ist Ihnen nicht so wichtig, wie sich jemand fühlt; wichtiger ist z. B., ob Sie gut mit ihm arbeiten können, weil er fachlich kompetent ist.

❷ Ihre Intelligenz ist tendenziell vom »interpersonalen« Typ. Das heißt, Sie erfassen die Dynamik und Zusammenhänge in jeder Gruppe leicht. Sie erkennen ohne Mühe, wer zu wem in welcher Beziehung steht, und wissen, wer wen in einer Krise verlässt oder unterstützt. Sie können auch aktiv in die Entwicklung des Gefüges eingreifen. Sie sind entweder der geborene Gruppenleiter oder sollten eine beratende Funktion ausüben.

❸ Ihre Intelligenz ist tendenziell vom »musikalischen« Typ. Das heißt, dass die Weltsprache der Musik Ihnen offen steht. Wenn Sie noch kein Instrument beherrschen, sollten Sie unbedingt einen Kurs machen oder in einen Chor gehen. Es gibt kaum etwas Schöneres als Musik, und Sie sollten dieser Seite Ihres Wesens unbedingt Raum geben.

❹ Ihre Intelligenz ist tendenziell vom »körperlich-kinästhetischen« Typ. Sie sind begabt für alle Sportarten, für alles, was mit Bewegung zu tun hat. Wahrscheinlich sind Sie auch geschmackvoll angezogen und haben eine natürliche Begabung dafür, die Körpersprache anderer Menschen zu verstehen.

❺ Ihre Intelligenz ist tendenziell vom »intrapersonalen« Typ. Das heißt, dass Sie zu allen Vorgängen, die im seelisch-geistigen Bereich stattfinden, einen natürlichen Zugang haben. Sie können psychologische Grundmuster in Menschen erkennen. Wahrscheinlich sind Sie als Freund und Berater sehr begehrt.

❻ Ihre Intelligenz ist tendenziell vom »räumlichen« Typ. Das heißt, dass Sie zumindest einen guten Orientierungssinn haben. Möglicherweise interessieren Sie sich für Naturschutz, arbeiten im weitesten Sinne am »Bau«. Vielleicht haben Sie auch eine besondere Beziehung zu Gärten und Parks und einen Sinn für Innendekoration.

❼ Ihre Intelligenz ist tendenziell vom »sprachlichen« Typ. Sie müssten jemand sein, der sich gerne unterhält, dem es nicht schwer fällt, etwas zu erzählen. Vielleicht haben Sie sogar eine Schwäche für Theater, für Bücher und Gedichte. Mit dieser Intelligenz stehen Ihnen natürlich alle Berufsfelder offen, die mit Sprache zu tun haben: vom Dolmetscher bis zum Diplomaten – oder Sie genießen es, sich im Urlaub die Sprache des Landes anzueignen.

Wenn Sie nun herausgefunden haben, dass Sie eine Intelligenz haben, die im Alltag brachliegt, sollten Sie sich in jedem Fall mit dieser Seite Ihres Wesens beschäftigen, um Ihre Persönlichkeit abzurunden.

Innere Blockaden überwinden

Was liegt Ihnen mehr: über etwas nachdenken – oder handeln? Es ist dabei gar nicht so entscheidend, ob Sie eher eine theoretische oder eine praktische Intelligenz besitzen – aber es ist für Ihre persönliche Weiterentwicklung wichtig zu wissen, wo Ihre Stärke liegt. Sie werden immer mehr Erfolg in einem Bereich haben, der Ihnen mehr liegt und Spaß macht, als bei etwas, zu dem Sie sich immer wieder neu überwinden müssen.

Dazu ein Tipp: Wer eine ausgeprägte Schwäche im theoretischen bzw. im praktischen Bereich hat, sollte für sich alleine den schwächeren Anteil üben. Manchmal steckt hinter einer ausgeprägten Abneigung ein frühes traumatisches Erlebnis. Wer schon mit der Einstellung: »Ich kann nicht rechnen – das habe ich schon in der Schule nicht gekonnt« an seine Steuererklärung oder sein Wirtschaftsbuch herangeht, blockiert sich selbst.

A Fragen Sie sich: Welche drei Bereiche fallen Ihnen ein, in denen Sie fest überzeugt sind, eine Schwäche zu haben?

Nun gehen Sie in den folgenden Schritten vor:

B Überlegen Sie für jeden Bereich getrennt, ob es ein besonders demotivierendes Erlebnis gab, durch das Sie die Überzeugung gewonnen haben, in diesem Bereich ein Versager zu sein: ein strenger Lehrer, höhnische Bemerkungen (»Dazu bist du eben zu doof ...«), eine nicht bestandene Prüfung ...

- Wenn Sie einem solchen Erlebnis auf die Spur gekommen sind, vergleichen Sie bitte Ihre inneren und äußeren Lebensumstände mit der Gegenwart. Suchen Sie nach Faktoren, auf die Sie damals keinen Einfluss hatten: Sie konnten sich den Lehrer nicht aussuchen, Ihnen fiel so schnell keine passende Antwort ein, Sie waren vor der Prüfung krank oder hatten sich aus Zeitmangel nicht genügend vorbereitet. Sicher haben sich in der Zeit zwischen damals und heute einige Dinge zu Ihren Gunsten verändert.
- Versuchen Sie dann, mit dem damaligen Erlebnis abzuschließen. Verzeihen Sie Menschen, die Sie blockiert oder entmutigt haben – das ist möglicherweise das Schwerste überhaupt. Gehen Sie mit frischer Kraft und möglichst unbelastet daran, diesen Bereich auf neue Weise zu erobern.

Erfolgreich denken

Nach unserem kurzen Blick auf die unterschiedlichen Formen der Intelligenz soll nun das Denken, das zum Erfolg führt, im Vordergrund stehen. Sie haben sicherlich gemerkt, dass wir uns bisher bemüht haben, die einzelnen Bereiche des Verhaltens und der Kognitionen möglichst sauber voneinander zu trennen. Deshalb haben wir Stichworte wie Selbstbewusstsein und Präsenz einzeln behandelt, obwohl beide sehr eng miteinander verbunden sind.

Mit dem Denken betreten wir nun endgültig ein Terrain, auf dem sehr viele Faktoren wie Veranlagung, Persönlichkeit und Erfahrung zusammenkommen. Natürlich denkt ein Mann mit mathematisch-logischer Intelligenz, der sehr konzentriert arbeitet, anders als eine junge Schülerin mit sprachlicher Intelligenz und einem sehr guten Gedächtnis.

Deshalb beschränken wir uns nun darauf, das Denken, das im Zusammenhang mit einer geplanten Handlung steht, unter die Lupe zu nehmen.

Die drei Phasen erfolgreichen Denkens
Denken ist natürlich immer wichtig – eine neue Dimension bekommen unsere Gedanken aber, wenn wir vor der Aufgabe stehen, etwas konkret tun zu müssen. Dann sind Denken und intelligentes Handeln gefragt, denn nun müssen wir zeigen, ob wir die Fähigkeit besitzen, uns in neuen Situationen auf Grund von gewonnenen Einsichten zurechtzufinden.

Nehmen wir einen Mann, der in einer Besprechung sitzt, die sich unerwarteterweise so entwickelt, dass wichtige, ihn persönlich betreffende Entscheidungen besprochen werden. Plötzlich fällt ihm wieder ein, dass er versprochen hat, zum Elternabend zu gehen, weil seine Frau eine schwere Grippe hat und unmöglich das Haus verlassen kann. Sie werden sicher nachvollziehen können, dass seine Gedanken plötzlich »Achterbahn« fahren.

Und das ist genau das Gegenteil von dem, was in seinem Kopf geschehen sollte, denn je zielgerichteter und planmäßiger man beim Denken vorgeht, desto schneller und besser kann man ein Problem lösen. Wie also sollte man denken?

In unserem Beispiel sollten sich die Gedanken des gestressten Vaters in etwa so strukturieren:

1. *Handlungsvorbereitende Phase:* Vorbereitung der Problemlösung. Zum Elternabend gehen oder nicht? Gibt es Alternativen zu diesem Gesprächstermin mit dem Lehrer? Gibt es Alternativen zur laufenden Konferenz? Kann ich die Konferenz für ein Telefonat unterbrechen, mit dem ich in der Schule Bescheid sage? Soll ich meine Frau informieren?

2. *Handlungsbegleitende Phase:* Alles, was die Situation »vor Ort« betrifft. Konzentration auf eine natürliche Gesprächspause; gut formulierte Ankündigung, ein Telefonat führen zu müssen; knappe, aber höfliche Erklärung, warum man nicht zum Elternabend kommen kann; Bitte um einen Nachtermin; Anruf zu Hause; Bemerkung, mit der man sich wieder in die Konferenz einklinkt.

Oder die Alternative: Bitte um eine Fortführung des Termins zu einem anderen Zeitpunkt; passende Erklärung.

3. *Handlungsnachbereitende Phase:* Prüfen, ob die Entscheidung richtig war, Aufspüren der neu entstandenen Probleme und/oder Vorteile.

Sie haben es natürlich gemerkt – unser gestresster Vater musste nicht nur denken wie ein Weltmeister – er musste auch Entscheidungen treffen. Das liegt in der Natur der Sache. Je komplexer ein Geschehen ist, je mehr Menschen involviert sind, je größer die Handlungseinheiten sind, desto mehr Möglichkeiten stehen natürlich zur Verfügung. Deshalb sind umfangreichere Denkprozesse auch immer Entscheidungsprozesse.

Entscheidungen treffen

Entscheidungsprozesse sind also in erster Linie eine besondere Form des Denkens. Man kann sagen, dass sie durch die Wahl zwischen zwei oder mehreren Möglichkeiten gekennzeichnet sind. Wenn man nun bedenkt, dass sie außerdem das Bindeglied zwischen Handlungsvorbereitung und Handlungsausführung sind, wird ganz klar: Entscheidungen sind der Punkt, an dem man am ehesten scheitert.

Woran kann das liegen?

Zum einen ist das Entscheiden wiederum ein mehrteiliger Prozess. An einer Entscheidungsfindung sind immer folgende vier Komponenten beteiligt:

- Wahrnehmen der aktuellen Situation
- Gedächtnisprozesse
- Motive
- Gefühle

Diese vier Komponenten sind wie die vier Pferde einer Quadriga – gehen sie zusammen nach vorn, dann entwickeln sie eine ungeheure dynamische Energie. Geraten die Zügel durcheinander, oder ziehen alle Pferde in eine andere Richtung, herrscht schnell das totale Chaos.

Mit der folgenden Checkliste möchten wir es Ihnen ermöglichen, sich darüber klarer zu werden, wie geordnet Sie in Entscheidungsprozessen vorgehen.

Kleine Selbstbefragung
Bereich A

1. Vor einer Entscheidung versuche ich mich an eine ähnliche Situation zu erinnern. ○ Ja ○ Nein

2. Ich mache mir als Erstes ein genaues Bild davon, was sich gerade tut, und überlege, wie sich die Situation, in der ich bin, weiterentwickeln müsste. ○ Ja ○ Nein

3. Ich denke über die Reaktionen meiner Gesprächspartner nach und versuche mir ein Bild über ihre wahren Motive und Absichten zu machen. ○ Ja ○ Nein

4. Wenn möglich, erstelle ich eine Liste der Möglichkeiten – jeweils mit ihren Vor- und Nachteilen. ○ Ja ○ Nein

Bereich B

1. Ich richte Entscheidungen nach meinem Ziel aus. Da ich weiß, wohin ich will, kann ich meist klar erkennen, welches der beste Weg ist. ○ Ja ○ Nein

2. Der erste Gedanke ist immer der beste. ○ Ja ○ Nein

3. Ich gehe bei Entscheidungen methodisch vor.
○ Ja ○ Nein

Bereich C

1. Ich mag Entscheidungen prinzipiell nicht. ○ Ja ○ Nein

2. Ich entscheide immer spontan – aus dem Bauch heraus.
○ Ja ○ Nein

3. Ich fürchte mich eher, eine Entscheidung zu treffen.

        ○ Ja   ○ Nein

4. Ich liebe die Situation vor einer Entscheidung, weil mir die ganze Welt der Möglichkeiten offen steht. ○ Ja   ○ Nein

5. Ich weiß immer schnell, was ich will.   ○ Ja   ○ Nein

6. Ich mag Entscheidungen, weil sie mir dabei helfen voranzukommen.   ○ Ja   ○ Nein

7. Besser eine falsche Entscheidung als keine Entscheidung.

        ○ Ja   ○ Nein

Auswertung

Fragebereich A: Sie haben mehr Ja- als Nein-Antworten: Bei Ihnen sind im Entscheidungsprozess die Anteile »Wahrnehmen der aktuellen Situation« und »Gedächtnisprozesse« gut ausgeprägt. Arbeiten Sie daran, diese Stärke weiter auszubauen.

Sie haben mehr Nein- als Ja-Antworten: Die Anteile »Wahrnehmen der aktuellen Situation« und »Gedächtnisprozesse« liegen bei Ihnen ziemlich im Argen. An diesem Punkt können Sie noch einiges dazulernen. Wenn Sie sich ein klares Bild Ihrer Gesprächspartner machen, wenn Sie Situationen immer wieder für sich analysieren, können Sie in diesem wichtigen Bereich mehr Sicherheit gewinnen.

Fragebereich B: Sie haben mehr Ja- als Nein-Antworten: Sie sind sich über Ihre Motive und Ihre Motivationen durchaus im Klaren. Das ist gut so, weil Sie damit schneller wissen, in welche Richtung Ihre Entscheidung zielen müsste, damit Sie ein für Sie gutes Ergebnis erhalten.

Sie haben mehr Nein- als Ja-Antworten: Würden Sie Ihre Motive noch besser kennen, wäre es für Sie einfach, sich im Dschungel der Wahlmöglichkeiten rascher zu orientieren. Auch Ihnen raten wir, eine Liste der Motive oder der Ziele zu erstellen, die Ihnen bewusst sind, an die Sie glauben, die Sie erreichen möchten ... Sie werden sehen, wenn diese Liste einmal steht, kann sie Ihnen viel Zeit im Entscheidungsprozess sparen.

Fragebereich C: Hier geht es mehr darum herauszufinden, ob Sie ein emotionaler Typ sind oder nicht. Wer sehr emotional an Entscheidungen herangeht (sie hasst oder liebt, fürchtet oder lieber gleich aus dem Bauch heraus entscheidet), hat damit einen Vor- und einen Nachteil: Wenn Sie sich in Entscheidungssituationen aufregen, wenn Sie wütend oder verunsichert sind, dann brauchen Sie viel Zeit, um Ihre Gedanken zu ordnen und wieder auszurichten. Haben Sie es allerdings schon gelernt, mit Ihren Emotionen zu leben, so können Sie mit der zusätzlichen seelischen Kraft im Entscheidungsprozess mehr erreichen als andere Menschen. Lernen Sie, diesen Vorteil zu nutzen.

Der nicht-emotionale Typ wird vermutlich mit den meisten Fragen in diesem Bereich nicht viel anzufangen wissen. Entscheidungen lassen Sie eher kalt – vermutlich weil Sie sich über Ihre Ziele sehr im Klaren sind und Entscheidungen bei Ihnen normalerweise auf Analysen beruhen. Sie sollten nur noch einmal überprüfen, ob Sie mit Ihren Emotionen so im Reinen sind, dass sie bei Entscheidungen nicht (mehr) stören. Oder ob Sie sie einfach wegdrücken.

Die mentale Ausrichtung

Hat man sich entschieden, was man wie tun will, ist meist das schwerste Stück Arbeit geschafft, weil man während des Entscheidungsprozesses so viele unterschiedliche Situationen wieder und wieder durchdacht hat, dass man eine Art inneren Fahrplan entwickeln konnte, nach dem man sich richten wird. Da dieser innere Fahrplan im besten Fall auch direkt zum Erfolg führt, haben wir ihm den folgenden letzten Abschnitt des Buches gewidmet.

Erfolgreich handeln

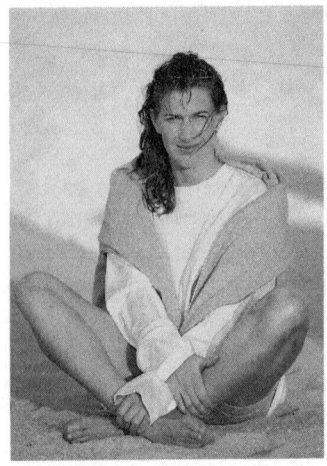

Auf unserem Weg zum Erfolg sind wir nun an einem Punkt angelangt, an dem es nicht mehr darum geht, einzelne Teile der Erfolgsvorbereitung zu betrachten.

Wirklicher Erfolg ist eine erfolgreiche Handlung, die auf einer erfolgreichen Leistung beruht. Das heißt, es muss eine konkrete Situation existieren, die erfolgreich bewältigt sein will. In solchen Momenten kommt es dann nicht mehr auf einzelne Fähigkeiten an: Wenn es um erfolgreiches Handeln geht, muss der ganze Mensch eine Höchstleistung bringen.

Jetzt kommt es auf Sie an

Weil wir hier von einem ganz persönlichen Bereich sprechen, kann unser Ratgeber keine konkreten Anleitungen für das erfolgreiche Bestehen einer solchen Situation geben. Wir wissen nicht, welches Ihre Ziele sind oder mit welchen Stärken und Schwächen Sie ausgerüstet sind, wir kennen weder die Menschen in Ihrer Umgebung noch Ihre Mittel und Möglichkeiten. Deshalb können wir in diesem letzten Kapitel des Buches nur schlaglichtartig einige der wesentlichsten und für alle Menschen gültigen Aspekte beleuchten, die darüber entscheiden, ob Sie erfolgreich sein werden oder nicht.

In diesem letzten Kapitel werden Sie sich also noch stärker selbst begegnen als bisher. Das liegt letztlich daran, dass jeder

Mensch in den entscheidenden Momenten des Lebens allein und nur auf sich selbst angewiesen ist. Das hat auch Vorteile – denn nur so können wir letztendlich auch frei entscheiden.

Wer sind Sie?

Die Frage nach der eigenen Persönlichkeit stellt sich jedem Menschen im Laufe seines Lebens öfter. In dem Moment, in dem er handeln muss, hat er natürlich keine Zeit, über solche philosophischen Dinge nachzugrübeln – aber wenn er handelt, handelt seine ganze Persönlichkeit mit ihm. Seine ganze bisherige Lebensgeschichte und seine Emotionen wie Ängste und Erwartungen, selbst die Hoffnungen, die seine Eltern, Lehrer und Ausbilder einmal in ihn setzten, sind immer Teil seiner Triebkräfte, also seiner Motive.

All die einzelnen Fähigkeiten, die man im Laufe seines Lebens gelernt und geübt hat, sind in die Gesamtpersönlichkeit eingebettet, sodass zwei wichtige Kräfte der Persönlichkeit auf jede Handlung einwirken:

- Bisherige Erfahrungen (Expositionen)
- Grundlegende Ausrichtung (Dispositionen)

Die Summe der Erfahrungen nutzen

Alles, was man gesehen, gelesen, gelernt und erfahren hat, ist immer in der Persönlichkeit lebendig. Das gilt für die guten Erfahrungen ebenso wie für die schlechten. Wer schon in der Schulzeit nur mit rotem Kopf und feuchten Händen ein Referat halten konnte, wird wieder völlig aufgeregt vor seinen Zuhörern stehen, wenn er später im Berufsleben eine Präsentation geben muss. Er ist es einfach so gewöhnt. Wer dagegen schon immer ein Prüfungstyp war, wird sich auf dieselbe Situation sogar freuen. Er wird aus jeder Präsentation gestärkt und positiv gestimmt herausgehen und so ganz selbstverständlich seinen Erfolg auf diesem Gebiet wachsen sehen.

Im Umgang mit den eigenen Erfahrungen kommt es also vor

allem darauf an herauszufinden, wie sie uns im Moment einer Handlung blockieren, behindern oder hemmen könnten.

- Das Fazit daraus: Im Moment einer Handlung ist man umso erfolgreicher, je größer der gewachsene Erfahrungsschatz positiver Erinnerungen an eine ähnliche Situation ist.

Kleine Selbstbefragung
Notieren Sie sich bitte auf einem Blatt Papier die Situationen, in denen Sie noch nie besonders erfolgreich waren.

- Überlegen Sie anschließend, was Sie erleben müssten, um die lange Kette von negativen Erfahrungen, die Sie in diesem Bereich gemacht haben, beenden zu können.
- Versuchen Sie herauszufinden, welche Fehler Sie immer wieder gemacht haben. Das könnten z. B. sein: mangelnde sachliche Vorbereitung, wenig Übung in freiem Sprechen, ungeschicktes Hantieren mit den Unterlagen usw.
- Suchen Sie dann, mit entsprechender Vorbereitung, gezielt nach einer ähnlichen Situation, um die negativen Erlebnisse endlich durch eine positive Erfahrung überlagern zu können.

Dispositionen – Anlagen, die uns »steuern«

Eigentlich wollten Sie im Sommerschlussverkauf ein schönes passendes Ensemble kaufen – wirklich praktische Kleidungsstücke, mit denen man immer ohne großen Aufwand gut aussieht. Warum also kommen Sie jetzt mit einer teuren Jacke nach Hause, die zwar wunderschön ist, aber zu fast nichts anderem passt, und ärgern sich über sich selbst?

Sie sind vermutlich über eine der Dispositionen Ihres Charakters gestolpert. Dies sind unsere Veranlagungen, die letztlich unsere Motivation und tiefe, uns selbst vielleicht verborgene Wünsche steuern. Der Kauf der Jacke zeigt Ihnen zum Beispiel, dass Sie eine starke Neigung zu wertvollen, ausgefallenen Dingen haben – eine Neigung, die stärker ist als der rationale Gedanke, anständig und praktisch gekleidet zu sein.

Wer in seinem Leben immer wieder merkt, dass er sich selbst völlig überrascht, muss sich – wenn er erfolgreich sein möchte – sehr genau mit seinen inneren Anlagen auseinander setzen. Sonst melden sie sich in entscheidenden Situationen überraschend zu Wort und steuern uns in eine Richtung, auf die wir nicht wirklich vorbereitet sind.

Tatsächlich sind gerade die Dispositionen Persönlichkeitsanteile mit enorm starkem Einfluss. Wer im Einklang mit ihnen lebt, liebt und arbeitet, besitzt eine so ungeheure innere Stärke, dass ihn kaum etwas aufhalten kann.

- Fazit: Im Moment einer Handlung ist man umso erfolgreicher, je mehr man sich im Einklang mit seinen Dispositionen befindet.

Kennen Sie Ihre stärksten Impulse?

Wir sprechen nun schon so lange über den Erfolg und wie man ihn erreicht, dass es ganz unwahrscheinlich erscheint, dass jemand nicht mit aller Kraft und Intelligenz an seinen Erfolgen arbeitet. In Wirklichkeit ist der Mensch aber ganz gerne faul. Vermutlich gibt es niemanden auf der Welt, der sich nicht hin und wieder vorstellt, wie wunderbar es wäre, ein ganzes Jahr lang einfach Ferien zu haben und irgendwo (wo es schön ist) völlig ohne Sorgen und Probleme zu leben. Was also bringt uns dazu, uns aufzuraffen und eine Leistung nicht nur zu erbringen, sondern sie auch mit ganzem Herzen und voller Kraft bringen zu wollen?

Die Wissenschaft hat versucht, diesen inneren Antrieb zu erforschen. Zu den wichtigsten Impulsen unserer Handlungen gehören demnach

- Emotionen
- Motivation
- Wille

Keine Angst vor Emotionen

Schon während der Handlungsvorbereitung, aber auch im Moment der Handlung selbst begleiten uns unsere Gefühle. Man hat herausgefunden, dass zu den stärksten Emotionen, von denen Erfolg oder Misserfolg einer Handlung abhängen, die beiden Grundkräfte Angst und Hoffnung gehören. Die Angst vor einem Misserfolg kann ebenso groß sein wie die Hoffnung auf einen Erfolg. Doch während Hoffnung uns beflügelt, treibt uns Angst. Nicht nur diese beiden großen Emotionen sind im Zusammenhang mit einer erfolgreichen Handlung sehr wichtige Faktoren.

- Alle Emotionen können Handlungen auslösen (Angst und Ärger können zu einem Angriff führen).
- Emotionen können handlungsbegleitend auftreten.
- Emotionen können auch die Folge von Handlungen sein (z. B. Freude und Stolz über die erbrachten Leistungen).

Wahrscheinlich weil so viel von unseren Gefühlen abhängt, empfinden wir sie als schwierige, etwas unberechenbare Faktoren, denn sie neigen ebenso zu einem Eigenleben wie unsere Dispositionen und unsere Erfahrungen. Tatsächlich haben Gefühle eine die ganze Persönlichkeit ausgleichende Funktion, denn sie dienen dazu, zwischen rivalisierenden Impulsen in uns zu vermitteln und auseinander strebende Aktivitäten in eine größere Entwicklung zu integrieren.

Auch dass wir nicht alle gleich auf Menschen oder Situationen reagieren, verdanken wir unseren Gefühlen, die uns ein subjektives (und meist ganz richtiges) Signal davon vermitteln, wie wir eine Person oder ein Objekt für uns selbst einschätzen müssen oder welche Bedeutung es für uns hat.

Schließlich geben uns unsere Emotionen »Power«, sie mobilisieren die machtvollen Energien, die tief in unserer Persönlichkeit schlummern.

Was wissen Sie über Emotionen?
In diesem kurzen Fragebogen können Sie Ihr Wissen über die Funktion der Emotionen testen. Kreuzen Sie an, ob Sie den Aussagen zustimmen oder nicht.

1. Emotionen haben eine subjektive Komponente, sie gehören in einer einzigartigen Zusammensetzung und Ausprägung nur zu einem Menschen.   O Ja   O Nein

2. Gefühle haben eine physiologische Komponente. Liebe, Neid oder Zorn wirken sich auf den Organismus aus. Sie können die Abläufe im Körper entscheidend beschleunigen oder hemmen.   O Ja   O Nein

3. Gefühle haben eine kognitive Komponente. Selbst ein Gefühl wie Undankbarkeit ermöglicht es einem Menschen, mehr über das Leben oder seine Mitmenschen zu erfahren.
     O Ja   O Nein

4. Emotionen haben eine Komponente der motorischen Verhaltenstendenzen und Ausdruckserscheinung, das heißt einfacher ausgedrückt, Emotionen neigen dazu, sich ungeschminkt im Gesicht und in der Körperhaltung zu zeigen oder sie zu bestimmen.   O Ja   O Nein

Auswertung

Wenn Sie alle vier Aussagen mit Ja beantwortet haben, haben Sie Recht: Emotionen sind nicht nur ein wesentlicher Bestandteil unserer Befindlichkeit – sie sind ein Motor unseres Lebens und Erlebens. Und traurig ist es, wenn jemand glaubt, dass Emotionen zu haben und zu zeigen eine Schwäche sein muss.

- Wir ziehen als Fazit: Im Moment einer Handlung müssen unsere Emotionen voll auf Erreichen des Ziels ausgerichtet sein.

Motive und Motivation

Unter den Impulsen, die uns zu einer Leistung anregen, sind unsere Motive und unsere Motivation das komplexeste Geschehen. Denn in der Motivation fließen eigentlich alle anderen Impulse, aber auch unsere Emotionen, unser Wissen und sogar unser Wollen zusammen. Sie machen zu einem hohen Anteil unsere Persönlichkeit aus und sind deshalb nicht nur von Mensch zu Mensch ganz unterschiedlich – sie sind auch in jedem Einzelnen in steter Bewegung.

Selbst ein so übersichtliches wissenschaftliches Modell wie die Motivationsklassifikation nach Maslow zeigt, wie verschieden Motive sein können und dass sie sich verändern. Es geht davon aus, dass Menschen ihre Bedürfnisse stufenweise erfüllen.

- *1. Stufe:* Physiologische Bedürfnisse wie Essen, Trinken, Schlafen
- *2. Stufe:* Eine gewisse Sicherheit (ein Dach über dem Kopf, Versicherungen etc.)
- *3. Stufe:* Soziale Bindungen, Freunde, Gesellschaft
- *4. Stufe:* Selbstachtung
- *5. Stufe:* Selbstverwirklichung

Wir versuchen alle, nach und nach Stufe für Stufe dieser Entwicklung zu erreichen. Haben wir eine Stufe gesichert, sind wir wieder bereit, uns erneut auf den Weg zu machen, um die nächste Stufe auf dem Weg zur Selbstverwirklichung zu erklimmen.

Detailliertere Modelle

Doch schon die Liste aller möglichen Motive und Motivationen für eine Person, intensiv Sport zu treiben, ist sehr viel länger. Es gibt eine Untersuchung, die über 30 Motive nennt. Die ersten zehn sind:

1. Freude an der Bewegung, der körperlichen Aktivität, das Sporttreiben selbst, die Funktionslust
2. Freude an bestimmten sport-spezifischen Bewegungsformen
3. Ästhetische Erfahrungen
4. Bewegungsempfindungen, so genannte kinästhetische Erfahrungen
5. Selbsterfahrung, Selbsterkenntnis
6. Askese, körperliche Herausforderung, Selbstüberwindung
7. Spiel
8. Risiko, Abenteuer, Spannung
9. Soziale Interaktion
10. Leistung als Selbstbestätigung

Am Schluss stehen Beweggründe wie sozialer Aufstieg und ideologische Gründe.

Die eigenen Motive kennen

Im Zusammenhang mit Ihrem Erfolg ist es für Sie wichtig zu wissen, was Ihre Motive sind. Schreiben Sie zunächst einmal auf, welche Ihrer Motive Ihnen bewusst sind:

Vergleichen Sie diese Liste nun einmal mit der Checkliste auf Seite 22. Dort haben Sie ganz am Anfang des Buches eine kleine Bestandsaufnahme Ihrer Motive gemacht. Sie werden nun sehen, welche Ihrer Motive die Kriterien der wissenschaftlichen Definition erfüllen: »Motive sind situationsüberdauernde, zeitlich überdauernde und persönlichkeitsspezifische Wertungsdispositionen.«

Können Sie sich motivieren?

Wichtig für jeden, der erfolgreich handeln will, ist letztlich die Frage: Kann ich mich selbst motivieren, wenn es darauf ankommt? Denn die Motivation entscheidet sehr stark darüber, ob man Erfolg oder Misserfolg haben wird. Nur wenn man sich in den auftretenden Schwierigkeiten und Krisen selbst wieder motiviert, kann man sein Ziel erreichen.

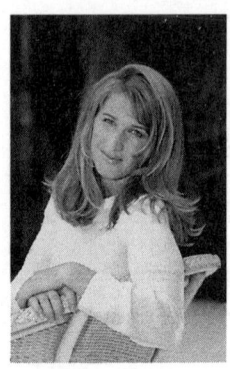

»Ich weiß, dass Menschen sich aus vielen Motiven heraus engagieren und eine Leistung bringen möchten. Für mich ganz persönlich steht als Motiv die Freude an der sportlichen Betätigung, an der Bewegung im Vordergrund. Ich möchte mich dabei verausgaben und anschließend auch durchaus das Gefühl der Müdigkeit und Zufriedenheit spüren. Es kommt hinzu, dass ich das, was ich mache, auch möglichst gut machen möchte. Natürlich bin ich mir bewusst, dass Perfektion nie hundertprozentig oder ein für alle Mal erreichbar ist, sondern es sich hierbei um einen ständigen Prozess der Verbesserung handelt. Aber ich kann doch aus dem Wunsch, möglichst gut zu sein, auch viel Kraft für meine Leistung schöpfen. Es ist klar, dass jeder seine eigene Motivation suchen und finden muss, um seine Möglichkeiten voll auszuschöpfen.«

Angst oder Hoffnung?

Einen ganz praktischen Nutzen hat die Beantwortung der Frage: »Wie ist Ihre Grundmotivation?« Wir haben es an verschiedenen Stellen bereits angesprochen – im Großen und Ganzen sind wir entweder erfolgsmotiviert (zuversichtlich) oder misserfolgsmotiviert (ängstlich). Beide Motivationen sind starke Triebkräfte, die uns wie ein »Grundrauschen« auf dem ganzen Weg zum Erfolg begleiten.

• Die Art der Zwiegespräche, die man mit sich führt. Der Erfolgszuversichtliche denkt voraus. Der Ängstliche denkt mehr über Sorgen und Probleme der Vergangenheit nach.

- Die Grundmotivation beeinflusst die Ausdauer während der Leistungshandlungen – insbesondere auch bei unerwartet auftauchenden Barrieren!
- Emotionale Reaktionen hängen ebenfalls von der Grundmotivation ab. Wer grundsätzlich auf Misserfolg eingestimmt ist, reagiert angstvoller. Er nimmt alle Schwierigkeiten und Kränkungen deutlicher wahr.
- Letztendlich werden sogar die Informationen über eigene Fähigkeiten durch die Grundmotivation geprägt. Wer an sich zuversichtlich ist, traut sich von vornherein mehr zu als jemand, der davon ausgeht, dass er einen Misserfolg erleiden könnte.
- Aber auch wenn Sie das Gefühl haben, nicht die Anerkennung zu bekommen, die Ihnen eigentlich zusteht, fragen Sie sich, ob Sie sich nicht selbst durch eine pessimistische Grundeinstellung in entscheidenden Situationen abbremsen.

Die Erfolgsformel

Auf dem Weg zu einem Erfolg ist es wichtig, möglichst viele unserer Persönlichkeitsanteile in *eine* Richtung zu bringen. Dabei helfen uns nicht nur Motivation und Willen zum Erfolg, sondern ein wesentlicher Faktor, der zunächst außerhalb unseres Wesens liegt, nämlich das Ziel, das es zu erreichen gilt.

Denn wie wir auf Seite 13 sagten, definierten wir Erfolg als die Übereinstimmung zwischen Leistung und Zielsetzung. Ein Ziel, das uns vom ersten Moment an, in dem wir auch nur seine ersten Umrisse erahnen können, ausrichtet. Das Ziel bestimmt unsere Handlungen und das Tempo unseres Vorgehens. Die Vision des Ziels begleitet uns auf dem Weg, den wir bis zu dem Moment gehen, in dem wir es erreichen.

Über Ziele

Erfolgreiches Handeln ist in aller Regel auf ein Ziel gerichtet, das in einem der folgenden drei Bereiche liegt: Leistung, Gesundheit, Geselligkeit. Sie glauben es nicht? Prüfen Sie es nach.

- Unter dem ersten Punkt steht alles, was im weitesten Sinn mit einer fachlichen Leistung zu tun hat. Der Fünfjährige, der ein ganzes Fort zusammenbastelt, der Professor, der ein neues Heilmittel findet, die Tennisspielerin, die ein Turnier gewinnt, die Kindergärtnerin, die ihre Gruppe mit einem Tierparkbesuch restlos begeistert, die Redakteurin, die ein Buch termingerecht abliefert, Eltern, die ein unglückliches Kind trösten – sie alle erreichen ihr Ziel mit einer Leistung.

- Ziele aus dem Bereich Gesundheit haben nicht nur mit körperlicher Gesundheit zu tun. Jeder Mensch, der beschlossen hat, entspannter zu leben, sich selbst zu verwirklichen oder einfach nur Geborgenheit zu finden, und der sein Ziel erreicht, hat etwas für seine körperliche, seelische oder geistige Gesundheit getan.

- Prestige, Anerkennung, Aufstieg, Freunde haben oder Karriere machen – all diese Ziele, die im weitesten Sinn mit Geselligkeit zu tun haben, schließen den dritten inhaltlichen Kreis, in dem man sein Ziel finden kann.

Wie findet man ein Ziel?

Im Lauf unseres Lebens werden wir aus der Umgebung heraus mit sehr vielen möglichen Zielen konfrontiert. Im Grund beginnt alles in der Kindheit damit, dass das Kind versucht zu lernen, was die Erwachsenen können: laufen, sprechen, sich selbst anziehen, aufs Töpfchen gehen, Freundschaften finden ... Diese Ziele werden in den meisten Fällen im überschaubaren Rahmen einiger Monate oder weniger Jahre erreicht.

Mit längerfristigen Zielen müssen sich Jugendliche auseinander setzen. Man wählt einen Schulabschluss, einen Beruf, einen Lebensweg, eine Freundesclique, die ersten Partner ...

Im Erwachsenenalter gilt es dann, eigene Ziele zu definieren, an denen man selbst innerlich wachsen und sich entwickeln kann. Diese Ziele werden meist mittel- oder langfristig erreicht. Der Weg dorthin führt über Teilschritte, in denen erst einmal eine Phase des Innehaltens und der Neuorientierung stattfindet.

Selbstbefragung

Natürlich ist für Sie nichts so interessant wie Ihre eigenen Ziele – aber kennen Sie sie wirklich? Bitte setzen Sie sich mit den folgenden Fragen auseinander, und notieren Sie die Ergebnisse.

1. Welches sind Ihre fünf wichtigsten kurzfristigen Ziele für die nächste Woche?

2. Welches ist Ihr wichtigstes Ziel in den nächsten zwei Jahren?

3. Haben Sie einen Traum wie ein Häuschen in Florida, die Gründung eines Unternehmens... wann möchten Sie ihn verwirklicht haben?

4. Welches ist das Ziel, das Sie momentan am meisten bewegt?

5. Welche Teilschritte auf dem Weg dorthin können Sie bereits erkennen, und wo finden Sie Unterstützung?

6. Wo sehen Sie die Schwierigkeiten und Hindernisse?

_____

7. Haben Sie ein Talent – wie möchten Sie es im Lauf Ihres Lebens entfalten?

_____

Der Sieg beginnt im Kopf!

Vielleicht haben Sie es bemerkt. Auf Seite 183 sprachen wir von einem Ziel, das zunächst außerhalb unseres Wesens liegt. Das Wichtigste an dieser Formulierung war das kleine Wörtchen »zunächst«. An verschiedenen Stellen des Buches haben wir schon einen Bereich berührt, in dem es um Identifikation geht. Wer ein Ziel wirklich erreichen will, muss es zu einem Teil seines Wesens machen.

Wir haben Ihnen danach unterschiedliche Wege und Ansätze gezeigt, die Ihnen Impulse geben sollten, um erfolgreicher zu arbeiten oder zu leben. Ganz zum Schluss sind wir nun an einem Punkt angekommen, an dem wir Sie nicht mehr sehr weit begleiten können. Sie werden mit dem Erfolg Ihre eigenen Erfahrungen machen – und vielleicht schreibt eines Tages eine unserer Leserinnen oder einer unserer Leser dieses Buch weiter.

Unser letzter Abschnitt soll Ihnen helfen, das Ziel zu einem Teil Ihrer Persönlichkeit zu machen, es zu integrieren.

Träumen

Träumen – diese Aufforderung wird viele überraschen. Haben Tagträumer doch eher den Ruf, passiv zu sein. Was wir hier meinen, ist eine Art aktives Träumen. Probieren Sie es:

1. Können Sie sich vorstellen, dass Sie eines Tages einen (wichtigen) Preis gewinnen?　　　　　　○ Ja　　○ Nein

2. Wissen Sie schon jetzt, was Sie mit 3 Millionen aus dem Lotto-Jackpot anfangen würden?   O Ja   O Nein

3. Glauben Sie, dass Ihre Liebe zu Ihrer Partnerin oder Ihrem Partner ein Leben lang hält?   O Ja   O Nein

4. Könnten Sie sich vorstellen, dass Sie eine Heldentat begehen?   O Ja   O Nein

5. Haben Sie die meisten Ihrer großen und kleinen Ziele im Leben bisher erreicht?   O Ja   O Nein

6. Glauben Sie an Ihre Träume?   O Ja   O Nein

Auswertung

- Sie haben alle Fragen mit Ja beantwortet: Wunderbar. Für Sie sind Ziele nichts Fernes, das Sie sich bewusst suchen oder setzen müssten. Sie leben vermutlich seit frühester Kindheit mit Ihren Träumen, Plänen, großen und kleinen Zielen. Vermutlich wissen Sie längst, dass nichts so gut hilft wie Fantasiereisen und Tagträume, um sich voll und ganz auf Ihre Ziele einzustellen. Wir hoffen, dass Ihnen das Buch trotzdem interessante und wichtige Aspekte geboten hat, die Sie für das Erreichen Ihrer nächsten Ziele nutzen können.

- Sie haben einige Fragen mit Ja beantwortet und andere mit Nein: das Erreichen von Zielen ist nicht einfach für Sie. Sie sind in sich noch ein wenig unausgerichtet und haben noch nicht erkannt, welche Kraft in der mentalen Vorbereitung auf eine Leistung oder das schließliche Erreichen eines Ziels liegt. Beschäftigen Sie sich intensiver mit sich und mit mentalen Techniken wie Gedächtnisübungen oder Denksportaufgaben. Sehr wichtig wäre es, wenn Sie es lernen könnten, Fantasiereisen zu unternehmen, um sich verschiedene Situationen auszumalen. Wir hoffen, dass Ihnen dieser Ratgeber eine gute Hilfe sein wird, um Ihren Weg zum Erfolg leichter zu finden und zielstrebiger zu gehen.

- Sie haben alle Fragen mit »Nein« beantwortet: Sie haben entweder geschummelt, oder Sie erreichen Ihre Ziele, ohne sich erst lange eine Vorstellung von ihnen zu machen. Dann würden wir trotzdem auch Ihnen vorschlagen, an Ihrer Vorstellungskraft zu arbeiten, um noch mehr Spielraum und Auswahlmöglichkeiten zu gewinnen. Wir hoffen, dass das Buch Ihnen viele gute und neue Anregungen gegeben hat.

Epilog – Die Ethik des Erfolgs

»Die Grundidee des Guten ist, das Leben zu seinem höchsten Wert zu steigern.«

In diesen Worten Albert Schweitzers liegen Erkenntnis, Aufforderung und Zielsetzung. Denn diese Worte beschreiben den Sinn, dem jedes menschliche Streben letztlich dienen sollte.

Menschliche Biografien entwickeln sich zunächst vor dem Hintergrund zweier zentraler Einfluss-Sphären. Dies ist einmal die Leistungsfähigkeit aufgrund einer körperlichen, seelisch-geistigen und sozialen Veranlagung, die nicht zuletzt genetisch bedingt ist. Mit dieser inneren, individuellen Disposition trifft der Mensch auf die im Laufe seines Lebens von außen an ihn gestellten Anforderungen, die er dann aufgrund von Training und Erfahrung mehr oder weniger gut besteht.

Doch ob sein Lebensweg am Ende als erfolgreich bezeichnet werden kann, misst sich nicht an den Siegen, den Pokalen und Auszeichnungen, die er errungen hat. Der Sinn erfolgreichen Tuns misst sich an der ethischen Verpflichtung, alle Potenziale zu entwickeln und in der Weise auszuschöpfen, wie sie Albert Schweitzer formulierte.

In einem solchen Bemühen zeigt sich das Ethos der biologischen Evolution. Es liegt dabei im Wesen der aufgezeigten dynamischen Prozesse und im Wesen der menschlichen Entwicklung, dass das Streben nach Erfolg zwangsläufig zu Wettbewerb führt.

Es geht also nicht um das Erreichen eines absoluten, ein für alle Mal festhaltbaren Erfolges, sondern um den evolutionären Prozess des Auffindens immer erfolgreicherer Lösungen, Strategien, Aktivitäten, der das Leben an sich zu seinem höchsten Wert weiterentwickelt.

Wenn Sie vorhaben, eine Leistung zu vollbringen wie ein Studium abzuschließen oder eine neue berufliche Herausforderung anzunehmen; ob Sie im sportlichen Bereich Ihre Grenzen ausloten möchten, ob Sie sich selbständig machen möchten oder eine erfolgreiche Partnerschaft führen und Ihre Kinder zu aufrechten, freien Menschen erziehen wollen – immer arbeiten Sie nicht nur daran, das nächste Ziel auf Ihrem Lebensweg zu erreichen. Sie sind gleichzeitig damit beschäftigt, neue Wege zu finden, die nicht nur Sie allein voranbringen.

Wer spürt, dass er in dem, was er tut und wie er es tut, Erfolg hat – möglicherweise sehr viel mehr Erfolg als andere –, wird ein seltsames Phänomen erleben. Zunächst wird er versuchen, die Geheimnisse seines Erfolges immer weiter zu verbessern. Er wird sie ausloten bis zu den Grenzen.

Doch es kommt der Tag, an dem es nicht mehr so wichtig ist, von Erfolg zu Erfolg zu gelangen. Dann kommt eine Phase, in der er anfängt, Innenschau zu halten. Menschen, die in ihrer eigenen Entwicklung sehr weit gekommen sind, werden dann versuchen, ihren großen Erfolg nicht nur zu teilen. Sie verspüren sehr häufig den Wunsch, ihr Wissen weiterzugeben. In diesem Sinne arbeiten sie zusätzlich an der Weiterentwicklung der Menschheit.

Arbeiten also auch Sie mit allen Persönlichkeitsanteilen daran, Ihr Leben zu einem großen Erfolg zu machen.

Register